基础护理技术操作指南

主编 钟印芹 叶美霞

中国科学技术出版社
·北京·

图书在版编目（CIP）数据

基础护理技术操作指南 / 钟印芹 , 叶美霞主编 . —北京 : 中国科学技术出版社 , 2020.8
ISBN 978-7-5046-8694-7

Ⅰ . ①基… Ⅱ . ①钟… ②叶… Ⅲ . ①护理—技术操作规程 Ⅳ . ① R472-65

中国版本图书馆 CIP 数据核字 (2020) 第 103657 号

策划编辑	焦健姿　韩　翔
责任编辑	孙　超
装帧设计	佳木水轩
责任印制	李晓霖

出　　版	中国科学技术出版社
发　　行	中国科学技术出版社有限公司发行部
地　　址	北京市海淀区中关村南大街 16 号
邮　　编	100081
发行电话	010-62173865
传　　真	010-62179148
网　　址	http：//www.cspbooks.com.cn

开　　本	710mm×1000mm　1/16
字　　数	226 千字
印　　张	13
版　　次	2020 年 8 月第 1 版
印　　次	2020 年 8 月第 1 次印刷
印　　刷	天津翔远印刷有限公司
书　　号	ISBN 978-7-5046-8694-7 / R·2556
定　　价	39.80 元

编著者名单

荣誉主编 张天奉

主　　编 钟印芹　叶美霞

副主编 刘牧军　吴杰倩

编　　者（以姓氏笔画为序）

王　坚　王　静　包爱琴　吕海鹏

李　晓　李振南　肖　美　吴　蒙

吴玉娟　张小琴　张艳梅　张艳媚

陈　赟　陈应平　陈苑婷　林　金

罗丽丹　俞　菲　洒文娟　高　蕾

高玲玲　黄晓婷　黄燕芳　龚　杨

彭细果　靳彩云　翟　妍

内容提要

　　全书介绍了55项基础护理技术操作。全书共分11章，包括铺床、清洁护理、患者搬运等一般生活护理技术，无菌技术操作、生命体征观察、冷热疗护理、鼻饲、胃肠减压、排泄护理、给药护理等治疗性护理技术，以及急救和临终护理技术等。每项技术基本按照【目的】【操作流程】【评分标准】【指导内容】【注意事项】【相关理论知识】等依次予以细致阐述。本书内容全面，叙述简明，适合各级护理专业的在校学生和临床护理工作者参考、阅读。

前　言

护理工作贯穿于医疗活动的全过程，是医疗工作的重要组成部分。在医疗工作中，护理人员不仅能在患者入院、出院、协助检查、诊断工作中提供基本医疗服务，而且有部分护理技术本身就具有一定的治疗效果，能够为患者接受治疗、手术、用药提供良好的身心环境。加强护理操作标准化、规范化既顺应了当前医疗技术发展进步的潮流，又满足了广大群众日益提高的精神和健康需求。

目前，护理前沿知识和专科知识有了较大更新。为进一步提高护理人员操作水平和服务能力，加强护理人员相应操作理论知识储备，全面提升护理人员的基础护理技能，我们参考广东省护理学会下发的《临床护理技术规范（基础篇）》（第2版），根据基础护理的内容确定了岗位技能训练的项目，结合当前临床工作的实际与新技术、新设备的更新情况，编写了这本《基础护理技术操作指南》。

全书分11章介绍了55项基础护理技术操作，旨在为临床护理人员提供操作依据、标准和要点指导，确保护理人员通过操作流程即可掌握评估物品准备、实施、整理等方面的操作要点，通过评分标准、指导内容、注意事项即可知晓具体要求与注意点。

本书编写历时1年，经诸位编者反复多次修改、校订，终于交付定稿。书中介绍的基础护理操作项目覆盖全面、贴近临床，符合临床工作实际，具有很强的指导意义，希望能为临床护理人员的培训应试及日常护理操作提供帮助。

由于书中内容涉及广泛，可能存在不尽完善之处，诚望同行专家指正。

钟印芹

目　录

第1章 铺床技术

一、铺备用床

【目的】

1. 保持病室清洁、整齐、美观。

2. 准备接收新患者。

【操作流程】

具体见图1-1。

评估
床单位安全、被褥整洁

↓

准备
(1) 操作者：着装规范，洗手
(2) 用物：床、床垫、大单、被套、棉胎或毛毯、枕套、枕芯、护理车等
(3) 环境：做好同病室患者的沟通工作，周围无患者进餐或治疗

↓

实施
(1) 移开床旁桌，距床20cm，移开床旁椅
(2) 将大单中缝对齐床中线，依次打开床头、床尾、近侧、对侧，折近侧床头角、床尾角，两手将中部边缘大单拉紧，双手心向上将大单向内塞入铺平
(3) 用相同方法铺好对侧
(4) 将被套中缝对齐中线，依次打开床头、床尾、对侧、近侧，将被芯放入被套内，按床头、床尾顺序铺平四角
(5) 被头充实，系好被套带，铺成被筒，盖被上缘距床头15cm折被尾齐床尾边缘
(6) 将枕套套于枕芯上，四角充实，将枕头平放床头，上端与床头对齐，开口背门

→ **铺大单折床角方法**：在距离床头约30cm处向上提起大单边缘，使其垂直，与床边呈等边三角形，先将下边三角塞于床垫下，再将上边三角塞于床垫下

↓

整理
还原桌椅，整理用物，分类放置，洗手

图1-1 铺备用床操作流程

【评分标准】

具体见表 1-1。

表 1-1 铺备用床评分标准

姓名： 所在科室： 主考老师： 考核日期：

项目		分值	扣分细则	扣分	得分
操作前	操作者仪表	2	着装不规范 未洗手	-1 -1	
	评估	4	评估少 1 项 环境准备少 1 项	各 -2 各 -2	
	用物准备	4	少 1 件 折叠方向错误 1 次 用物放置顺序不对 1 件	各 -1 各 -2 各 -1	
操作过程	移床旁桌椅	12	未移桌、椅 移开过宽或过窄 移动过程拖拉桌椅引起噪声 用物放置不合理	各 -2 各 -1 -3 -3	
	铺大单	15	大单打开顺序不对 中线不齐、角不平、不紧扎 大单不紧扎	-3 各 -3 -3	
	套被套	12	被套打开顺序不对 毛毯叠法不对 被头不充实，被筒不整齐 被筒距床头距离不对	-3 -3 各 -2 -2	
	套枕套	8	四角不充实，手法不对 开口未背门	各 -2 -4	
	桌椅还原	2	未还原桌、椅	各 -1	
	整理	6	遗留用物于病房，未分类放置 未洗手	各 -2 -2	
	相关知识	5	相关知识不熟悉	各 -2	
评价	操作效果	12	床单元不平整 动作欠规范 未遵循节力原则	-6 -4 -2	
	整体性 态度 计划性 条理性 熟练程度 效率	15	整体性欠佳 态度不端正 计划性不强 条理性欠佳 操作欠熟练 速度慢，超过 7min	-2 -2 -5 -5 -1	
	安全	3	床单元欠安全	-3	
总分		100		累计	

【指导内容】

铺大单折床角方法：在距离床头约 30cm 处向上提起大单边缘，使其垂直，与床边呈等边三角形，先将下边三角塞于床垫下，再将上边三角塞于床垫下。

【注意事项】

1. 操作中应避免多余无效的动作，减少走动次数，注意节力原则，提高工作效率。

2. 铺大单时应先铺床头后铺床尾，先铺近侧后铺远侧。

3. 棉胎上端应与配套封口处平齐，保持被头充实，使患者舒适。

4. 操作中动作幅度要小，减少灰尘飞扬。

二、铺麻醉床

【目的】

1. 便于接收和护理麻醉后尚未清醒的患者。

2. 使患者安全、舒适及预防并发症。

3. 保护床铺清洁，不被血液或呕吐物污染。

【操作流程】

具体见图 1-2。

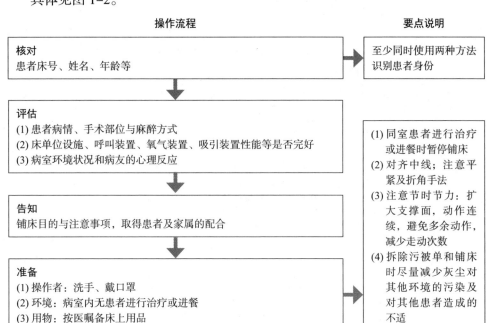

操作流程	要点说明
核对 患者床号、姓名、年龄等	至少同时使用两种方法识别患者身份
评估 (1) 患者病情、手术部位与麻醉方式 (2) 床单位设施、呼叫装置、氧气装置、吸引装置性能等是否完好 (3) 病室环境状况和病友的心理反应	(1) 同室患者进行治疗或进餐时暂停铺床 (2) 对齐中线；注意平紧及折角手法 (3) 注意节时节力：扩大支撑面，动作连续，避免多余动作，减少走动次数 (4) 拆除污被单和铺床时尽量减少灰尘对其他环境的污染及对其他患者造成的不适
告知 铺床目的与注意事项，取得患者及家属的配合	
准备 (1) 操作者：洗手、戴口罩 (2) 环境：病室内无患者进行治疗或进餐 (3) 用物：按医嘱备床上用品	

实施

(1) 铺床前：将用物按使用顺序排放好，携用物至床旁，移开床头桌、椅，翻床垫

(2) 铺大单：先铺床头后铺床尾，先近侧后对侧，铺好再铺橡胶单及中单

(3) 装被套：被子平整，棉絮不外露

(4) 套枕套：枕头横立于床头，开口背门，放回床旁桌椅

(5) 备麻醉护理盘用物

(6) 必要时备热水袋、氧气、吸引器等

(7) 整理：移回床头桌、椅

评价

(1) 病床符合实用、耐用、舒适、安全原则

(2) 病室及床单位环境整洁、美观

(3) 护理术后患者的物品齐全，患者能得到及时抢救和护理

记录

在执行单上签名，必要时做好记录

图 1-2　铺麻醉床操作流程

【评分标准】

具体见表 1-2。

表 1-2　铺麻醉床评分标准

姓名：　　　　　所在科室：　　　　　主考老师：　　　　　考核日期：

项目		分值	扣分细则	扣分	得分
操作前	操作者仪表	2	着装不规范 未洗手	−1 −1	
	评估	6	未评估病情、手术部位、麻醉方式 床单位设施不完善 未评估病室环境状况和病友的心理反应	各 −1 各 −1 −1	
	告知	2	铺床的目的与注意事项，取得患者的配合	各 −1	
	核对	2	医嘱、床头卡	各 −1	
	用物准备	6	少 1 件 放置乱	各 −1 各 −1	
	环境准备	2	病室内有其他患者进行治疗或进餐	各 −1	

项目		分值	扣分细则	扣分	得分
操作过程	检查	8	未拉床 未检查床单位及设施 未翻转床垫	各 −2	
	铺大单	20	开单顺序不正确 中线不对齐 铺床单方法不正确 未铺橡胶单、中单 重复动作过多 未用节力原理 床单不平紧	−2 −2 −4 各 −2 −3 −3 −2	
	套被套	24	被套未放置床中点 打开顺序不正确 中线不对齐 放置棉胎方法不正确 未用节力原理 重复动作过多 被筒未平床沿 未系带子	−2 −4 −3 −3 −4 −2 −3 −3	
	套枕套	6	手法不正确 未背门放置 四角不充实	各 −2	
	整理	5	未备麻醉护理盘用物，不齐 必要时备氧气、吸引器等 未移回床头桌、椅	各 −1 −1 −1	
	观察与记录	2	未在执行单上签名	−2	
评价	态度 沟通	4	态度不认真 沟通技巧不佳	−2 −2	
	整体性 计划性 操作时间 8min	6	整体性欠佳 计划性欠佳 超时	−2 −2 −2	
	相关知识	5	相关知识不熟悉	各 −1	
总分		100		累计	

【指导内容】

1.告知患者铺床的目的及注意事项，取得患者及其家属的配合。

2.告知同室患者，避免铺床时进餐。

【注意事项】

1. 同室患者进行治疗或进餐时暂停铺床。

2. 对齐中线时注意平紧及折角手法。

3. 注意节时节力，包括扩大支撑面，动作连续，避免多余动作，减少走动次数。

4. 拆除污被单和铺床时尽量减少灰尘对其他环境的污染及对其他患者造成的不适。

【相关理论知识】

麻醉护理盘用物：无菌盘内置开口器、压舌板、舌钳、牙垫、通气导管、治疗碗、镊子、输氧导管、吸痰导管、纱布数块。无菌巾外放血压计、听诊器、护理记录单及笔、治疗巾、弯盘、胶布、棉签、小剪刀、手电筒等。

三、卧床患者更换床单

【目的】

1. 保持病床的清洁，增进患者的舒适度和安全感。

2. 保持整个病区的整洁。

3. 观察患者病情及皮肤情况，预防压疮。

【操作流程】

具体见图 1-3。

操作流程	要点说明
评估 (1) 患者的病情、意识、身体移动能力 (2) 有无肢体活动障碍、偏瘫和骨折 (3) 有无引流管、输液管及伤口，有无大小便失禁 (4) 合作程度 (5) 年龄、性别、体重、心理状态与需求	(1) 卧床患者更换床单 1～2 次 / 周，床单位被汗液、分泌物、体液等污染时随时更换 (2) 病情重、昏迷、烦躁、全身各种管道或者导管多，脊柱手术或损伤的患者应采用多人进行更换床单

告知
(1) 更换床单的目的及过程
(2) 教会患者配合方法

准备
(1) 用物：床扫、床单、被套、枕套、衣服、污衣车
(2) 环境：室温在 22℃以上，拉好围帘
(3) 患者：更换尿垫，协助大小便

实施

(1) 根据需要移开床旁桌、椅
(2) 妥善固定引流管，防止脱管
(3) 将枕头移向对侧，协助患者翻身移向对侧
(4) 松近侧床单和中单，并将其卷入患者身下
(5) 扫床
(6) 铺近侧床单：中线和床中线对齐，一半塞于患者身下，按序依次铺好近侧大单、中单

实施

(1) 移枕于近侧，协助患者移至已经更换的床单上
(2) 同法铺另一侧床单
(3) 更换被套：协助患者平卧，解开被套系带，取出棉胎后在污被套上展平，取出清洁被单内面向外，铺在棉胎上套好棉被，整理被头，整理盖被，更换枕套
(4) 固定引流管
(5) 协助患者取舒适卧位，必要时上床栏
(6) 整理用物，洗手

(1) 单人操作时，应将对侧床栏拉起
(2) 床褥应湿式打扫，1 床 1 巾
(3) 铺大单的顺序：床头 – 床尾 – 中间
(4) 枕套开口背门放置
(5) 污被服放污衣袋中，不可放在地上
(6) 注意保护患者隐私及保暖
(7) 观察病情变化、全身皮肤和引流管情况
(8) 严格按照引流管护理规范护理各种引流管

图 1–3　卧床患者更换床单操作流程

【评分标准】

具体见表 1–3。

表 1–3　卧床患者更换床单评分标准

姓名：　　　　　所在科室：　　　　　主考老师：　　　　　考核日期：

项目		分值	扣分细则	扣分	得分
操作前	操作者仪表	2	着装不规范 未洗手	−1 −1	
	评估	5	环境评估少 1 项 未评估病情、合作能力 未问二便及需求	−1 −1 −2	
	用物准备	3	少 1 件	各 −1	
操作过程	移桌椅 摆体位	15	未移桌椅、移开过宽或过窄 移动过程拖拉桌椅引起噪声 未移枕 协助侧身欠规范、未妥善处理管道	各 −1 −3 −2 各 −5	

续 表

	项目	分值	扣分细则	扣分	得分
操作过程	更换床单	18	放置顺序不对1件 铺单方法不对1项 有拖、拉、推等动作 中线不齐 过多暴露患者	各 −3 各 −3 −5 −2 −3	
	换被套	10	方法欠规范 套被芯顺序错误 不平整、欠充实、未系带	−3 −3 各 −4	
	换枕套	4	未托起患者头部而拉出枕头 未松枕、开口向门	−2 各 −2	
	整理	8	未还原桌椅 未按需开窗通风 污物未分类放置、遗留于病房 未洗手	−2 −1 各 −2 −2	
	相关知识	5	相关知识不熟悉	各 −2	
评价	操作效果	10	床单元不整洁 管道扭曲、受压、脱落 未观察病情	−6 各 −3 −5	
	态度 计划性 条理性 熟练程度 效率 沟通指导	14	态度不端正 计划性不强 条理性欠佳 操作欠熟练 速度慢，超过20min 沟通欠佳或指导不全面	−2 −2 −5 −5 −2 −2	
	安全 舒适	6	操作中、操作后患者欠安全 不符合功能体位或不舒适	各 −3	
	总分	100		累计	

【指导内容】

1. 向患者解释更换床单的目的、方法、注意事项及其配合要求。

2. 告知患者更换床单过程中，如感觉不适应立即向护理人员说明，防止意外发生。

3. 告知患者被服一旦被伤口渗出液、尿液、粪便等污染，应及时通知护理人员更换。

4.指导患者及家属开窗通风、保持室内空气新鲜。

【注意事项】

1.注意扫尽患者身下及枕下的渣屑。

2.注意观察患者的面色、呼吸，询问患者有无不适。

3.注意检查患者皮肤受压状况。

4.污染单不可以直接落地，以减少污染。

5.棉胎不接触污染被套外面，更换时为患者保暖。

6.更换床单时注意患者安全，必要时拉起对侧保护床栏。

7.更换床单前，协助患者松开各种导管；更换床单后，协助患者妥善安置导管，并保持通畅。

第2章　无菌技术与隔离技术

一、七步洗手法

【目的】

1. 清除和抑制手部皮肤的微生物（暂居菌和部分常居菌）。

2. 切断通过手传播感染的途径。

【操作流程】

具体见图2–1。

操作流程 　　　　　　　　　　　　　　　　　　要点说明

```
评估
操作场所是否具备洗手条件及洗手设施是否齐全
环境是否清洁宽敞
```

```
用物准备
洗手液、清洁干毛巾或纸巾、感应式热吹风机
```

```
操作步骤
(1) 衣袖卷至腕上10cm，取下手表，在流动水下，使双手充分淋湿
(2) 取洗手液均匀涂抹整个手掌、手背、手指、指缝、手腕
(3) 按七步洗手法认真揉搓双手至少15s，应注意洗双手所有皮肤，包括
    指背、指尖和指缝
(4) 掌心相对，手指并拢，相互揉搓
(5) 手心对手背沿指缝相互揉搓，交换进行
(6) 掌心相对，双手交叉指缝相互揉搓
(7) 弯曲手指使关节在另一手掌心旋转揉搓，交换进行
(8) 右手握住左手大拇指旋转揉搓，交换进行
(9) 将五个手指尖并拢放在另一手掌心旋转揉搓，交换进行
(10) 一手旋转揉搓另一手的腕部，交叉进行（腕部污染时，执行此步）
```

→
```
整个揉搓过程的
时间至少15s
```

```
评价
洗手设施完善，遵循洗手指征
洗手程序正确，手各部位清洁无污垢
```

图2–1　七步洗手法操作流程

【评分标准】

具体见表 2-1。

表 2-1　七步洗手法评分标准

姓名：　　　　所在科室：　　　　主考老师：　　　　考核日期：

项目		分值	扣分细则	扣分	得分
操作前	操作者仪表	5	着装不规范 未修剪指甲	−3 −2	
	评估	10	未评估是否有洗手指征 未评估环境 未检查感应水龙头 未检查自动出液器 干手物是否放置在不易被水花溅湿的地方	−3 −2 −2 −2 −1	
	用物准备	5	少 1 件 未检查有效期 未检查余量	各 −1 −2 −2	
操作过程	实施要点	55	未修剪指甲，取下手部饰物及手表，衣袖卷至腕上 10cm 未冲洗手部，使双手充分浸湿 未取适量皂液或洗手液，均匀涂抹至整个手掌、手背、手指、指缝、手腕 未按照七步洗手法充分揉搓双手至少 15s：①掌心相对，手指并拢，相互揉搓；②手心对手背沿指缝相互揉搓，交换进行；③掌心相对，双手交叉指缝相互揉搓；④弯曲手指使关节在另一手掌心旋转揉搓，交换进行；⑤右手握住左手大拇指旋转揉搓，交换进行；⑥将五个手指尖并拢放在另一手掌心旋转揉搓，交换进行；⑦一手旋转揉搓另一手的腕部，交叉进行（腕部污染时，执行此步）	各 −2 各 −2 各 −2 各 −5	
	干手	15	取毛巾方法不正确 擦拭方法不正确	−2 各 −2	
评价	整体性计划性	5	双手清洁 溅湿衣裤等情况 操作不连贯 操作过程中有多余动作	−1 −1 −2 −1	
	相关知识	5	相关知识不熟悉	各 −1	
总分		100		累计	

【指导内容】

洗手原则：当手部有血液或其他体液等肉眼可见的污染时，应用肥皂（皂液）和流动水洗手；手部没有肉眼可见污染时宜使用速干手消毒剂消毒双手代替洗手。

【注意事项】

1. 在整个洗手过程中，双手应保持位于胸前并高于肘部，保持手尖朝上，使水由指尖流向肘部，避免倒流。

2. 手部皮肤应无破损，手指不得涂抹指甲油，手部不得佩戴戒指、手镯等饰物。

3. 冲洗双手时避免溅湿衣裤，若溅湿应立即更换。

4. 使用过后的擦手巾应放在指定容器中，一用一消毒。

【相关理论知识】

1. 洗手：指医务人员用肥皂或者皂液和流动水洗手，去除手部皮肤污垢、碎屑和部分致病菌的过程。

2. 洗手指征：直接接触每个患者前后，从同一患者身体的污染部位移动到清洁部位时；接触患者黏膜、破损皮肤或伤口前后，接触患者的血液、体液、分泌物、排泄物、伤口敷料等之后；穿脱隔离衣前后、摘手套后，进行无菌操作、接触清洁、无菌物品前；接触患者周围环境及物品后；处理药物或配餐前。

二、手消毒

【目的】

1. 清除和抑制手部皮肤的微生物（暂居菌和部分常居菌）。

2. 切断通过手传播感染的途径。

【操作流程】

具体见图 2-2。

操作流程　　　　　　　　　　　　　　　　　　要点说明

```
评估
操作场所不具备洗手条件及洗手设施不齐全
将要进行或完成的操作是需要手消毒
环境：有存放消毒剂的位置
```

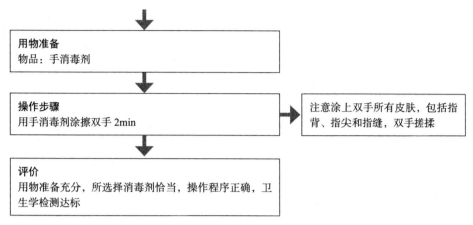

图 2-2　手消毒操作流程

【评分标准】

具体见表 2-2。

表 2-2　手消毒评分标准

姓名：　　　　　所在科室：　　　　　主考老师：　　　　　考核日期：

	项目	分值	扣分细则	扣分	得分
操作前	操作者仪表	10	着装不规范 未修剪指甲	-5 -5	
	评估	10	是否具备手消毒指征 未评估环境 用物是否方便医护人员在医疗护理中取用	-5 -2 -3	
	用物准备	10	未检查有效期 未检查余量	-5 -5	
操作过程	实施要点	50	未修剪指甲，取下手部饰物及手表 取适量消毒剂于掌心 按照七步洗手法充分揉搓双手至少 15s：①掌心相对，手指并拢，相互揉搓；②手心对手背沿指缝相互揉搓，交换进行；③掌心相对，双手交叉指缝相互揉搓；④弯曲手指使关节在另一手掌心旋转揉搓，交换进行；⑤右手握住左手大拇指旋转揉搓，交换进行；⑥将五个手指尖并拢放在另一手掌心旋转揉搓，交换进行；⑦一手旋转揉搓另一手的腕部，交叉进行（腕部污染时，执行此步）	-2 -2 各 -5	
			揉搓时保证手消毒剂完全覆盖在手部皮肤，直至手部干燥	各 -3	

续 表

项目		分值	扣分细则	扣分	得分
评价	整体性计划性	10	操作方法不正确 操作不连贯 操作过程中有多余动作	−5 各 −2 −2	
	相关知识	10	相关知识不熟悉	各 −2	
总分		100		累计	

【指导内容】

1. 遵循先洗手后消毒的原则。

2. 用速干手消毒剂指征：直接接触每个患者前后，从同一患者身体的污染部位移动到清洁部位时；接触患者黏膜、破损皮肤或伤口前后、接触患者的血液、体液、分泌物、排泄物、伤口敷料等之后；穿脱隔离衣前后、摘手套后，进行无菌操作、接触清洁、无菌物品前；接触患者周围环境及物品后；处理药物或配餐前。

【注意事项】

1. 手部皮肤应无破损，手指不得涂抹指甲油，手部不得佩戴戒指、手镯等饰物。

2. 取适量速干手消毒剂于掌心，按照七步洗手法相互揉搓双手。

3. 接触污染物品、微生物实验室操作的医务人员，在接触污染源之前，应戴好一次性手套或乳胶手套，然后进行操作，操作后脱手套用皂液／肥皂和流动水洗净。若不慎手直接接触到污物，应按前述的步骤进行洗手和手消毒。

4. 当手部有血液或其他体液等肉眼可见的污染时，应用洗手液（皂液）和流动水洗手；当手部没有肉眼可见的污染时宜用速干手消毒剂消毒双手代替洗手，揉搓方法符合规范。

5. 手的每个部位都需洗到，尤其是指背、指尖、指缝和指关节等部位。

【相关理论知识】

1. 卫生手消毒：是指医务人员使用速干手消毒剂揉搓双手，以减少手部暂居菌的过程。

2. 手消毒方法应用指征：下列情况应先洗手，然后进行卫生手消毒，接触患者血液、体液、分泌物及被传染性致病微生物污染的物品后；直接为传染病患者进行检查、治疗、护理或处理传染病污物后。

3. 速干手消毒剂的应用指征：符合洗手指征，且医务人员的手未受到患者血液、体液等蛋白性物质明显污染时，可采用速干手消毒剂消毒双手，可节约医务人员的大量时间，方便临床。

三、外科手消毒

【目的】

1. 清除或者杀灭手表面暂居菌，减少常居菌。

2. 抑制手术过程中手表面微生物的生长，减少手部皮肤细菌的释放。

3. 防止病原微生物在医务人员之间的传播，有效预防手术部位感染发生。

【操作流程】

具体见图 2-3。

操作流程	要点说明
评估 (1) 操作者：手部无炎症、皮肤破损及消毒液过敏史 (2) 环境：是否具备外科洗手条件 (3) 物品：外科手消毒液、无菌抹手巾、无菌手刷	(1) 本操作适用于外科手术前上台人员手消毒 (2) 轻度上呼吸道感染者戴双层口罩，严重者不可参加手术 (3) 双手及前臂有疖肿和破溃不可参加手术，术前禁止进行感染伤口换药 (4) 外科洗手池应设置在手术间附近，洗手池应每日清洁与消毒 (5) 外科手消毒剂应选择作用快、抗菌谱广、有效去除病菌、对皮肤刺激小、抗菌持续时间长的产品 (6) 使用过程中遵循产品的使用说明
准备 (1) 操作者：换专用洗手衣裤、衣袖卷高至上臂下 1/3，戴好口罩、帽子，摘除手部饰物，并修剪指甲，长度应不超过指尖 (2) 环境：洁净、宽敞、明亮；各类物品放置有序 (3) 物品：物品齐全（抗菌皂液、手消毒剂、灭菌手刷、无菌抹手巾、钟表）	(1) 选用的手消毒剂符合国家有关规定 (2) 手消毒液及无菌物品在有效期内
实施 (1) 清洗手臂：用水湿润双手及手臂，取抗菌皂液适量，均匀涂抹搓擦双手、前臂和上臂下 1/3，流水冲净 (2) 刷洗双手：手刷刷洗双手、前臂和上臂下 1/3，流水冲净 (3) 擦干：用无菌巾将双手、前臂和上臂下 1/3 擦干 (4) 消毒：取适量的免冲洗手消毒剂涂抹至双手的每个部位、前臂和上臂下 1/3，并认真揉搓至消毒剂干燥 (5) 消毒双手：再取适量的免冲洗手消毒剂涂抹至双手，按七步洗手法充分搓擦双手至自然干燥即可	(1) 冲洗时避免水溅湿洗手衣 (2) 在整个手消毒过程中应保持手指朝上，让手的位置高于肘部 (3) 刷手后的手臂、肘部不可触及他物，如不慎触及，视为污染，必须重新刷洗 (4) 消毒后的双手应置于胸前，肘部抬高外展，远离身体，迅速进入手术间，避免受污染 (5) 连台手术先脱衣服，再脱手套，再按洗手规则消毒双手

图 2-3　外科手消毒操作流程

【评分标准】

具体见表 2-3。

表 2-3　外科手消毒评分标准

姓名：　　　　　所在科室：　　　　　主考老师：　　　　　考核日期：

项目		分值	扣分细则	扣分	得分
操作前	操作者仪表	5	着装不规范 未修剪指甲	−3 −2	
	评估	5	未评估环境 未检查感应水龙头 未检查自动出液器	−1 −1 −1	
	用物准备	5	少1件 未检查有效期 未检查余量	各 −1 −2 −2	
操作过程	清洁	30	洗手液过多或过少 涂抹不均匀 揉搓力度小 揉搓皮肤有空隙 揉搓方法不正确 揉搓时间不足 冲洗方法不正确 未冲洗干净	−1 −1 −1 −1 −1 −2 −1 −1	
	干手	15	取毛巾方法不正确 擦拭方法不正确	−2 −2	
	消毒	30	消毒液过多或过少 揉搓力度不够 涂抹消毒液跨越或未涂到洗手范围 揉搓方法不正确 揉搓皮肤有空隙 消毒后手放置姿势不正确 触碰到有菌区域	−1 −1 −2 −1 −1 −1 −2	
评价	整体性计划性	5	未待干 溅湿衣裤等情况	−2 −2	
	相关知识	5	相关知识不熟悉	各 −1	
总分		100		累计	

【指导内容】

1. 遵循先洗手后消毒原则。

2. 不同患者手术之间、手套破损或被污染时，应重新进行外科手消毒。

【注意事项】

1. 在整个外科手消毒过程中，双手应保持位于胸前并高于肘部，保持手尖朝上，使水由指尖流向肘部，避免倒流。

2. 手部皮肤应无破损，手指不得涂抹指甲油，手部不得佩戴戒指、手镯等饰物。

3. 冲洗双手时避免溅湿衣裤，若溅湿应立即更换。

4. 使用过后的擦手巾应放在指定容器中，一用一消毒。

5. 戴无菌手套前避免污染双手，不得触及有菌物品。

6. 摘除外科手套后应清洁双手。

7. 洗手时应看时间。

8. 外科手消毒剂开启后应标明日期、时间，易挥发的醇类产品开瓶后的使用日期不得超过 30 天，不易挥发的产品开瓶后使用期不得超过 60 天。

【相关理论知识】

1. 外科手消毒：外科手术前医务人员用肥皂（皂液）和流动水洗手，再用手消毒剂清除或杀灭手部暂居菌和减少常居菌的过程。

2. 外科手消毒效果要求：外科手消毒监测的细菌菌落总数应 ≤ 5cfu/cm²。

四、无菌技术操作

【目的】

在医疗、护理操作中，防止一切微生物侵入人体和防止无菌物品、无菌区域被污染。

【操作流程】

具体见图 2-4。

操作流程	要点说明

准备
(1) 操作者：修剪指甲，取下手上手表和饰物。按七步洗手法洗手后戴口罩
(2) 环境：宽敞、清洁、明亮
(3) 物品：无菌治疗巾包、无菌持物钳、治疗盘、清洁小毛巾、无菌手套

(1) 修剪指甲以防刺破手套
(2) 所有无菌物品均在有效期内，包装无破损、潮湿

取无菌治疗巾
(1) 用清洁毛巾擦拭治疗盘
(2) 再洗手或用快速手消毒液抹拭手
(3) 按无菌技术操作原则对无菌治疗包、无菌持物钳进行核查
(4) 将无菌治疗包平放在清洁、干燥、平坦的操作台，解开包外化学指示胶带，卷放于包布下，按原折叠顺序由远到近逐层打开
(5) 用无菌持物钳从包中夹取一块无菌治疗巾放于治疗盘上

(1) 超过有效期、潮湿、破损不可使用
(2) 打开外包布时，操作者的手不可触及包布内面，不可跨越无菌面
(3) 无菌持物钳不可触及治疗盘
(4) 无菌治疗包内治疗巾未用完的，按原折痕包盖，用包外化学指示胶带粘贴，注上开包日期、时间
(5) 已开启的无菌包有效期为24h

铺无菌治疗盘
(1) 单巾单层底：从治疗盘拿起治疗巾，双手分别捏治疗巾的一边左右两上角外面，轻轻抖开，双折铺于治疗盘上，将上层折成扇形，边缘向外，治疗巾内面构成无菌面
(2) 双巾单层底：从治疗盘拿起治疗巾，双手分别捏治疗巾的一边左右两上角的外面，轻轻抖开，由远到近铺于治疗盘上，治疗巾朝上面构成无菌面；再夹取另一条治疗巾，同法抖开，由近到远覆盖于物品上
(3) 双层底：从治疗盘拿治疗巾，双手分别捏治疗巾的一边左右两上角的外面，轻轻抖开，从远到近，三折铺于治疗盘上，将上层折成扇形，边缘向外，即成双层底，治疗巾内面构成无菌面
(4) 按需夹取无菌物品有序摆放于无菌盘内，用两手捏着治疗巾的外面，拉开扇形折叠层遮盖于物品上
(5) 治疗巾上下边缘对齐，开口处向上折两次，两侧边缘向下折一次，保持无菌相对密闭性
(6) 准备好的无菌盘若不即时使用，需注明铺盘的日期时间

(1) 无菌盘于腰平面及视野之内治疗巾的内面为无菌面
(2) 无菌持物钳不可触及治疗盘
(3) 手不可触及治疗巾的内面
(4) 夹取和摆放无菌物品时不可跨越无菌区（或面）
(5) 非无菌物品远离无菌区，保持无菌盘内物品处于无菌状态
(6) 已铺好的无菌盘4h内有效

戴无菌手套
(1) 展开无菌手套包，一手掀起手套袋开口处查看袋中手套的摆放，将手套反折部分移到近身处
(2) 手套分次提取法：一手掀起手套袋开口处，另一手从开口处捏住一只手套的反折部分（手套内面）向前向上取出手套
　　①五指并拢，伸入至手套指根部，再张开五指对准手套五指戴上
　　②用未戴手套的手掀起另一袋口，以戴上手套的手四指并拢插入另一手套的反折内面(手套外面)，向前向上取出手套
　　③然后四指张开，分别用示、小指支撑在手套反折桡、尺两侧顶端，未戴手套的手对准手套的手指插入手套内
　　④将手套的反折部翻上套在工作服袖口或手术衣袖口上
(3) 手套一次性提取法：两手同时掀起手套袋开口处，分别捏住两只手套的反折部分（手套内面）向前向上一次性取出两只手套，然后同上法戴好
脱无菌手套
用戴着手套的手捏住另一手套污染面的边缘将手套脱下。戴着手套的手握住脱下的手套，用脱下手套的手捏住另一只手套清洁面（内面）的边缘，将手套脱下。用手捏住手套的里面丢至医疗废物容器内

(1) 戴手套时，双手始终保持在腰以上，并防止手套外面（无菌面）触及任何非无菌物品
(2) 戴第二只手套时，注意避免手套口卷边
(3) 已戴好手套的手不可触及未戴手套的手及另一手套的内面（非无菌面），未戴手套的手不可触及手套的外面
(4) 如手套有破洞，立即更换
(5) 戴好无菌手套后，操作过程中始终处于无菌状态

使用和处置
(1) 戴好手套的手只能在无菌区内活动
(2) 戴好手套的手始终保持在腰部以上水平、视线范围内
(3) 进行无菌操作过程中，无菌手套被（或疑被）穿破、污染，应立即更换或加戴一对无菌手套
(4) 无菌盘一经使用后应视为已被污染
(5) 使用后的一次性医疗物品、敷料按医疗废物处置要求进行分类处置。非一次性医疗物品、布类分别放于指定位置集中处置

(1) 注意已污染的手套勿接触到皮肤或污染周围
(2) 复用医疗物品集中消毒供应中心处理

图 2-4　无菌技术操作流程

【评分标准】

具体见表 2-4。

表2-4 无菌技术评分标准

姓名：　　　　　所在科室：　　　　　主考老师：　　　　　考核日期：

	项目	分值	扣分细则	扣分	得分
操作前	操作者仪表	5	着装不规范 未洗手	−3 −2	
	评估	2	未评估无菌操作环境 物品不符合操作放置用物	−1 −1	
	用物准备	5	少1件 放置乱	各−1 −1	
	环境准备	4	不符合无菌操作要求 未按无菌操作放置用物	−2 −2	
操作过程	铺无菌盘	15	未清洁治疗盘 未查看日期、化学指示卡 开包（盖）方法不正确 物品用完处理不当 未注明开包日期 未按折巾法铺、折边向内污染	−2 −2 −3 −3 −2 −3	
	取无菌物品	18	未查看日期、化学指示卡 开包（盖）方法不正确 未注明开包日期 钳端未闭合、未朝下、污染钳 取物触及边缘、跨越无菌区 无菌持物筒盖未即开即合 放置不合理	−2 −4 −2 各−2 各−2 −2 −2	
	倒无菌溶液	18	未检查、未核对 未消毒瓶口或消毒方法不正确 污染瓶口或瓶盖掉地 未冲洗瓶口或倒液时瓶签向下 污染无菌治疗巾 手法不对、未注明开瓶时间 盖瓶盖手法不正确 折盖无菌巾不正确 未注明铺盘时间	各−2 −2 各−2 各−2 −2 −2 −2 −2 −2	
	戴脱手套	12	未查看日期 污染 戴、脱手套方法不正确	−2 −4 各−3	
	整理	6	污物乱放、未分类放置 未洗手	各−2 −2	

续 表

项目		分值	扣分细则	扣分	得分
评价	态度 沟通	4	态度不认真 沟通技巧欠佳	−2 −2	
	整体性 计划性 操作时间 8min	6	整体性欠佳 无计划性 超时	−2 −2 −2	
	相关知识	5	相关知识不熟悉	各 −1	
总分		100		累计	

【指导内容】

1. 在进行无菌技术前 30min,应停止清扫工作并减少走动,以防尘埃飞扬导致污染。

2. 进行无菌操作前应着装整齐,戴口罩、帽子,并剪短指甲、洗手。必要时穿无菌衣,戴无菌手套。

【注意事项】

1. 无菌物品与非无菌物品应该分开放置,无菌物品必须存放在无菌容器或无菌包内,一经取出虽未使用,亦不可再放回。

2. 无菌包外应注明包内无菌物品名称及灭菌日期,并按失效期先后顺序摆放。

3. 取用无菌物品必须使用无菌持物钳或无菌持物镊。

4. 未经消毒的用物、手、臂不可触及无菌物品或跨越无菌区。

5. 无菌操作时,操作者的身体应与无菌区保持一定距离,手、前臂应保持在肩以下、腰部或操作台面以上的视野范围内。

6. 一切无菌操作均应使用无菌物品,禁止使用未经灭菌或疑有污染的物品。

7. 一份无菌物品仅供一位患者使用一次。

【相关理论知识】

1. 无菌区:指经过灭菌处理且未被污染的区域。

2. 非无菌区:指未经灭菌处理或虽经灭菌处理但又被污染的区域。

3. 无菌物品:指经过物理或化学方法灭菌后保持无菌状态的物品。

五、穿脱隔离衣

【目的】

1. 保护医护人员避免受到血液、体液和其他感染性物质污染。

2. 保护患者避免感染。

【操作流程】

具体见图 2-5。

操作流程　　　　　　　　　　　　　　　　　　　要点说明

操作流程	要点说明
评估 (1) 操作者：评估患者病情，目前采用的隔离种类、隔离措施 (2) 环境：洗手条件及洗手设施是否齐全 (3) 物品：隔离衣、本次需带入室的物品	(1) 穿隔离衣前，先备好用物 (2) 避免污染 (3) 隔离衣长短合适，全部遮盖工作服；无破损
准备 (1) 操作者：穿工作服，卷袖过肘，戴工作帽和口罩，取下手表，洗手 (2) 环境：洁净、宽敞、明亮，各类物品放置有序 (3) 物品：物品齐全	
穿隔离衣 (1) 手持衣领取下隔离衣，使清洁面朝向自己；将衣领两端向外折齐，露出肩袖内口 (2) 一只手持衣领，一只手伸入衣袖，举起手臂抖动衣袖，另一只手协助将同衣领向上拉，同样方法穿另一只衣袖 (3) 两手持衣领，由衣领中央顺着边缘向后，将领扣扣好；扣好袖扣 (4) 解开腰带活结，将隔离衣一边向前拉，见到边缘捏住，同法捏住另一侧边缘，双手在背后将两侧衣边边缘对齐，向一侧折叠，一手按住折叠处，另一手将腰带拉至背后，压住折叠处，将腰带在背后交叉，回到前面打一个活结	(1) 衣领及隔离衣内面为清洁面 (2) 注意衣袖勿触及面部 (3) 系领口时，袖口不可触及衣领、面部和帽子 (4) 手不可触及隔离衣内面 (5) 隔离衣在身后对折时，应遮盖背面的工作服，且边缘对齐 (6) 穿隔离衣后不得进入清洁区

脱隔离衣

(1) 解开腰带，在前面打一活结
(2) 解开袖口，将衣袖轻轻上拉，在肘部将部分衣袖塞入工作服衣袖内，消毒双手
(3) 解开领口
(4) 一手伸入另一侧袖口内，拉下衣袖过手；用衣袖遮盖着的手握住另一隔离衣袖的外面，将衣袖拉下；双手转换从袖管中退出
(5) 双手持衣领，将隔离衣开口边对齐，悬挂在隔离衣架上；不再穿的隔离衣，脱下后清洁面向外，卷好置于污衣带内

→

(1) 避免腰带脱垂，遭受污染
(2) 避免袖口污染隔离衣的清洁面
(3) 勿将隔离衣衣袖外面塞入工作服内
(4) 保持衣领清洁，解领口时污染的袖口不可触及衣领、面部和帽子
(5) 清洁的手不可接触隔离衣的外面
(6) 隔离衣挂在潜在污染区，清洁面向外，挂在污染区，则清洁面向内
(7) 隔离衣每日更换，如有潮湿或污染，应立即更换；一次性隔离衣一次性使用

图 2-5　穿脱隔离衣操作流程

【评分标准】

具体见表 2-5。

表 2-5　穿脱隔离衣评分标准

姓名：　　　　　　所在科室：　　　　　　主考老师：　　　　　　考核日期：

	项目	分值	扣分细则	扣分	得分
操作前	操作者仪表	5	着装不规范 未洗手	−3 −2	
	评估	2	未根据患者病情和需隔离类别确定所需隔离的环境条件和物品	−2	
	用物准备	6	少 1 件 放置乱 放置不合理	各 −1 −1 −1	
	环境准备	5	不符合隔离操作要求	−5	
操作过程	穿隔离衣	25	未持衣领 穿袖不正确 卷袖过低或未卷袖 系领扣方法不正确 戴手套不正确 手触及隔离衣里面 衣面未对齐折叠好 腰带打结方法不正确	−2 −2 各 −2 −5 −5 −5 −2 −2	

	项目	分值	扣分细则	扣分	得分
操作过程	脱隔离衣	25	忘解腰带 解腰带方法不正确，未打活结 未反折手套边缘 卷袖过低或未卷袖 脱手套方法不正确、未消毒双手 解领口、拉衣袖方法不正确 脱隔离衣时方法不正确 忘脱口罩及消毒双手	−3 各 −2 −2 各 −2 各 −2 各 −2 −2 各 −2	
	洗手	14	洗手每漏一个步骤	−2	
	整理	4	污物乱放、未分类放置	各 −2	
评价	态度 沟通	4	态度不认真 沟通技巧欠佳	各 −2	
	整体性 计划性 操作时间 5min	5	整体性欠佳 无计划性 超时	−2 −2 −2	
	相关知识	5	相关知识不熟悉	各 −1	
	总分	100		累计	

【指导内容】

1.接触经接触传播的感染性疾病患者，如传染病患者、多重耐药菌感染患者时，应穿隔离衣。

2.对患者进行保护性隔离时，如大面积烧伤、骨髓移植等患者的诊疗护理时应穿隔离衣。

3.可能受到患者血液、体液、分泌物、排泄物喷溅时，应穿隔离衣。

【注意事项】

1.隔离衣应长短合适，全部遮盖工作服，无破损。

2.穿隔离衣时，衣袖勿触及面部。

3.系领口时，袖口不可触及衣领、面部和帽子。

4.穿隔离衣后不得进入清洁区。

5. 脱隔离衣时避免腰带脱垂，遭受污染。

6. 隔离衣挂在半污染区，清洁面向外，挂在污染区，则清洁面向内。

7. 隔离衣每日更换，如有潮湿或污染，应立即更换，一次性隔离衣一次性使用。

【相关理论知识】

1. 隔离：指采用各种方法、技术，防止病原体从患者及携带者传播给他人的途径。

2. 清洁区：指不易受到患者血液。体液和病原微生物等物质污染及传染病患者不应该进入的区域。包括医护人员值班房、卫生间、更衣室、浴室及储物间、配餐间等。

3. 半污染区：位于清洁区与污染区之间，有可能被患者血液、体液和病原微生物等物质污染的区域。包括医务人员的办公室、护士站、治疗室、患者用后的物品或医疗器械等的处理室、内走廊等。

第3章 生命体征测量

一、体温测量

【目的】

1. 学会评估、判断体温的方法，判断体温有无异常。

2. 动态监测体温变化及其伴随症状，描绘体温曲线，分析热型。

3. 协助诊断，判断病情进展和严重程度，为治疗、护理等提供依据。

【操作流程】

具体见图 3-1。

操作流程		要点说明
核对 患者床号、姓名、年龄等	→	至少同时使用两种患者身份识别方式
评估 (1) 根据患者主诉、病情、临床表现、合作程度、伤口情况、治疗及用药反应等，确定评估对象和时机 (2) 患者测量前有无影响体温的因素 (3) 患者的口腔黏膜、腋窝及肛门皮肤状况，选择测量部位 (4) 体温计状况	→	(1) 新入院患者每日测量体温 3 次，连续 3d，3d 后体温正常者改为每日 1 次。手术患者术前 1 天 19∶00 测体温，手术当天早晨 1 次，术后每日 3 次，连续 3 天，3d 后体温正常者改为每日 1 次，高热患者体温达 37.5 ～ 38.4℃者每日 3 次，≥38.5℃者每日 4 次，≥39℃者每日 6 次，连续 3d 体温正常后改为每日 1 次，危重患者需密切观察体温变化，采取降温措施后 30min 重测体温 (2) 患者在测量前有进食、冷热饮、冷热敷、洗澡、运动、灌肠、坐浴等治疗和活动时，需休息 30min 后测量 (3) 测量部位有口腔、腋窝、肛门、外耳道等，婴幼儿还可采取颈部或腹股沟 (4) 腋下有创伤、手术、炎症、出汗较多、极度消瘦的患者不宜测腋温 (5) 婴幼儿、精神异常、昏迷、不合作、口鼻手术或疾患以及呼吸困难者不宜测口温。腹泻、直肠肛门手术或疾患、心肌梗死患者不宜测肛温 (6) 体温计完好，性能良好，测量体温前，体温计汞柱必须甩至 35℃以下 (7) 体温计完好，性能良好，测量体温前，体温计汞柱必须甩至 35℃以下
告知 患者及家属测量体温注意事项		

实施

(1) 腋温测量法

　　①协助患者取自然体位，擦干腋下

　　②将体温计放在腋窝，嘱患者屈臂过胸，夹紧体温计，测量 10min

(2) 口温测量法

　　①体温计水银端斜置于患者舌下热窝处

　　②嘱患者闭唇含住体温计，用鼻呼吸，必要时用手托住体温计，测量 3min

(3) 肛温测量法

　　①屏风遮挡，协助患者取合适体位

　　②液状石蜡润滑肛测温计前端，缓慢插入肛门内 3～4cm，测量 3min

(4) 耳温测量法

　　准备红外线耳温体温计，操作者一手将患者的外耳向上向后提，另一手持测温计，测温计探头置入外耳道鼓膜最温暖的区域（最前端的 1/3），读出耳温的数值

→

(1) 测腋温时擦腋窝勿太用力，避免使用冷或热的湿毛巾，以免影响体温值。夹紧腋窝，以形成人工体腔，否则测量到的只是腋下皮肤温度

(2) 测口温时嘱患者勿说话，勿用牙咬体温计，防止体温计滑落或咬碎

(3) 测肛温时用卫生纸擦净患者肛门处，插入肛测温计时动作要轻柔，避免引起患者不适或损伤肛门、直肠黏膜

(4) 测耳温时 1 岁以内的小儿外耳应向后提，有外耳炎者避免测量耳温

(5) 对新生儿、老年痴呆、精神异常、意识不清、烦躁和不合作的患者，护士应在旁协助患者测量体温

↓

观察

(1) 体温值

(2) 体温计是否完好

→

(1) 高热患者物理降温后 30min 需重测体温，测得体温用红色"O"表示，画在降温前体温的同一个纵栏内，并用虚线连接

(2) 体温不升时，在 35℃以下纵格栏用黑（蓝）笔写体温不升

↓

记录

准确绘制在体温单上，或在护理记录单上做相应记录

→

(1) 体温与病情不相符时，重新测量，必要时肛温、腋温、口温对照复查

(2) 体温异常者，观察患者伴随的症状、告知相关人员、做出相应的处理

↓

分析与判断

体温与病情的一致性

↓

体温计消毒与存放

→

3 种消毒方法

(1) 浓度为 500mg/L 的含氯消毒剂浸泡 30min

(2) 75% 乙醇浸泡 30min

(3) 浓度为 1000mg/L 的过氧乙酸浸泡 10～30min

体温计存放方法

(1) 体温计晾干，放进清洁储物盒备用，储物盒每周消毒 1 次

(2) 肛温测温计、腋测温计分开单独存放

图 3-1　体温测量操作流程

【评分标准】

具体见表 3-1。

表 3-1 体温测量评分标准

姓名：　　　　　所在科室：　　　　　主考老师：　　　　　考核日期：

项目		分值	扣分细则	扣分	得分
操作前	操作者仪态	5	着装不规范 未洗手	-3 -2	
	评估	8	未评估患者病情、合作态度、意识状态 每少评估 1 项	各 -2 各 -1	
	核对医嘱	10	少 1 项	各 -5	
	用物准备	10	少 1 件 乱放置	各 -5 各 -2	
操作过程	安全、舒适	6	未注意安全 未协助患者取合适体位	-2 -4	
	检查	12	未检查体温计 未检查水银柱刻数	-6 -6	
	操作配合	20	测腋温未擦干腋下汗液 位置不正确，未放腋窝处 测口温未斜放舌下、闭口 测肛温前未润滑	-2 各 -4 各 -4 -5	
	病情观察	12	未观察病情 观察到病情未及时通知医生处理	-6 -6	
评价	态度、沟通	5	态度不认真 沟通技巧不佳	-3 -2	
	整体性 计划性 操作总时间 15min	6	整体性欠佳 无计划性 超时	-2 -2 -2	
	相关知识	6	相关知识不熟悉	各 -1	
总分		100		累计	

【指导内容】

1. 告知患者测量体温的必要性和配合方法。

2. 告知患者测量体温前 30min 应避免进食冷热饮、冷热敷、洗澡、运动、灌肠。

3.指导患者处理体温计意外损坏后，防止汞中毒的方法。

4.指导患者切忌把体温计放在热水中清洗或放在沸水中煮，以免引起爆破。

【注意事项】

1.测量体温前后，应检查体温计数目及有无破损。

2.测量体温前，体温计汞柱必须甩至35℃以下。

3.患者在测量前有进食、冷热饮、冷热 敷、洗澡、运动、灌肠、坐浴等治疗和活动时，需要休息30min后测量。

4.测腋温时擦拭腋窝勿太用力，避免使用冷或热的湿毛巾影响体温值。

5.腹泻、直肠肛门手术、直肠肛门疾病、心肌梗死患者不宜测肛温。

6.腋下有创伤、手术、炎症、出汗较多极度消瘦的患者不宜测腋温。

7.婴幼儿、精神异常、昏迷、不合作、口鼻手术、口鼻疾患或呼吸困难者不宜测口温，婴幼儿还可采取颈部或腹股沟测温。

8.除特殊情况外，尽量不由直肠测温，防止寄生虫的感染。

9.测口温时嘱患者勿说话、勿用牙咬体温计，防止体温计滑落或咬碎。

10.测肛温时用卫生纸擦净患者肛门处，插入肛测温计时动作要轻柔，避免引起患者不适或损伤肛门、直肠黏膜。

11.测耳温时1岁以内的小儿外耳应向后提，有外耳炎者避免测量耳温。

12.对新生儿、老年痴呆、精神异常、意识不清、烦躁和不合作的患者，护士应在旁协助患者测量体温。

13.如发现体温与病情不相符时，应重复测量。

14.虽然金属汞不会经消化道吸收引起人体中毒，但如患者不慎咬破体温计而吞下水银时，须注意观察患者口腔黏膜情况，漱口并及时处理玻璃碎屑所致的局部损伤。

15.发现体温过高时，必须重测，必要时用口温、腋温、肛温、耳温等方法对照。

16.发现体温过高时，观察有无寒战、头痛、胸痛、皮疹、出血、关节肿痛、咳嗽、咳痰、流涕、咽痛、伤口红肿等现象，同时关注患者的各项辅助检查，如血常规、尿常规、电解质、X线胸片、B超结果等，为患者实施降温措施。

17.发现体温过低时，观察有无畏寒、四肢冰冷、发绀等现象，并注意观察患者神志、血压、心率、呼吸等临床变化，为患者实施保暖、升温等措施。

【相关理论知识】

1.概述　人体具有一定的温度，就是体温（temperature）。根据生理功能上所划分的体温分布区域，又可分为体核温度（core temperature）和体表温度（shell temperature）。体核温度是指人体内部胸腔、腹腔、脏器和脑的温度，因受到神经内分泌的精细调节，相对稳定。体表温度是指皮肤、皮下组织和脂肪的温度，可随环境温度和衣着厚薄而在一定范围内变化。正常人的体温相对恒定，体温的恒定是身体进行新陈代谢和正常生命活动的必要条件，因此，体温被视为观察生命活动的重要体征之一。人体的体温因昼夜、年龄、性别、饮食运动、情绪而出现生理性变化。

2.成人体温的平均值及正常范围　具体见表3-2。

表3-2　成人体温的平均值及正常范围

部位	平均值	正常范围
口温	37.0℃（98.6 ℉）	36.3～37.2℃（97.3～99.0 ℉）
肛温	37.5℃（99.5 ℉）	36.5～37.7℃（97.7～99.9 ℉）
腋温	36.5℃（97.7 ℉）	36.0～37.0℃（96.8～98.6 ℉）
耳温	37.0℃（98.6 ℉）	36.0～37.5℃（96.8～99.5 ℉）

3.体温异常及其程度　当腋下温度超过37.0℃或口腔温度超过37.5℃，一昼夜体温波动在1℃以上可称为发热。以口腔温度为例，发热程度可划分为低热37.3～38.0℃（99.1～100.4℉）；中等热38.1～39.0℃（100.6～102.2℉），常见于急性感染；高热39.1～41.0℃（102.4～105.8℉），常见于急性感染；超高热41.0℃以上（105.8℉以上），常见于中暑。机体最高的耐受体温为40.6～41.4℃（105.0～106.0℉），体温达到43℃时很少能存活。直肠温度持续升高超过41.0℃时，可引起永久性脑损伤；高热42.0℃以上持续2～4h可导致休克及其他严重并发症。可将不同时间测得的体温绘制在体温单上，相互连接，就构成了体温曲线。各种体温曲线的形态称为热型，临床常见的热型有稽留热、弛张热、间歇热和不规则热。

低体温是指各种原因引起的产热减少或散热增加导致体温低于正常的范围。

当体温低于 35.0℃时，称为体温不升，主要表现为发抖、血压降低、心搏呼吸减慢、皮肤苍白、四肢冰冷、口唇和耳垂发绀、躁动不安、嗜睡甚至昏迷。低体温的临床分期为轻度 32.0 ～ 35.0℃（89.6 ～ 95.0℉）；中度 30.0 ～ 32.0℃（86.0 ～ 89.6℉）；重度＜ 30.0℃（＜ 86.0℉）瞳孔散大，对光反射消失。致死温度为 23.0 ～ 25.0℃（73.4 ～ 770℉）。

二、脉搏测量

【目的】

1. 判断脉搏有无异常。

2. 掌握异常脉搏的评估，动态监测异常脉搏的变化及其伴随症状。

3. 了解患者心血管功能及其血容量的变化，为疾病诊疗和制订、修改护理措施提供依据。

【操作流程】

具体见图 3-2。

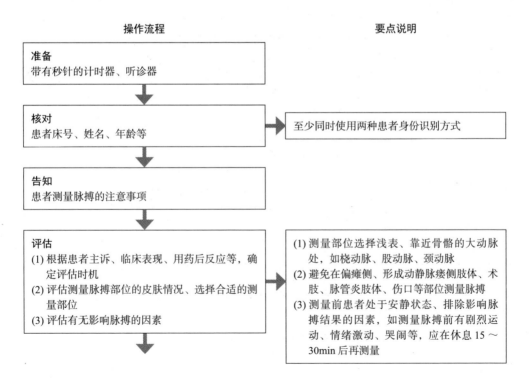

实施
(1) 协助患者取自然体位
(2) 护士指法、力度准确，测30s，心律失常、危重患者测1min
(3) 脉搏细弱触摸不清时，用听诊器听心率1min
(4) 发现脉搏短绌时，由两名护士同时测量，一人听心率，一人测脉率，计时1min

→

(1) 避免用拇指诊脉，因拇指小动脉搏动较强，用拇指诊易与患者脉搏相混淆
(2) 测量脉搏频率的同时还应注意脉搏的节律、强度、紧张度和弹性

观察
判断患者脉搏是否正常

→

发现患者心动过速或心动过缓、间歇脉、脉搏短绌、交替脉等，观察伴随的症状和体征，如有无心悸、头晕、脸色苍白，及时与医生及上级责任护士沟通，调整或完善护理措施

记录与分析
将脉搏记录在护理记录单或绘制在体温单上，根据患者病情综合分析所测脉搏

图 3-2　脉搏测量操作流程

【评分标准】

具体见表3-3。

表 3-3　脉搏测量评分标准

姓名：　　　　　所在科室：　　　　　主考老师：　　　　　考核日期：

项目		分值	扣分细则	扣分	得分
操作前	操作者仪态	3	着装不规范 未解释	-2 -1	
	评估	5	未评估患者病情 用物准备不全	-2 各 -1	
操作过程	安全、舒适	15	未注意患者安全、未协助取舒适体位、未注意患者舒适	各 -3	
	操作配合	24	测量手法不正确、计数不正确 力度未适中	各 -8 -8	
	病情观察	18	未观察病情 观察到病情未及时通知医生进行处理	-6 各 -6	
	记录 整理	20	未记录 未整理床单位、遗留用物 未协助患者取舒适体位 未洗手	各 -4 各 -2 -4 -2	

续　表

项目		分值	扣分细则	扣分	得分
评价	态度、沟通	4	态度不认真 沟通技巧不好	-2 -2	
	整体性 计划性 操作时间 5min	6	整体性欠佳 无计划性 超时	-2 -2 -2	
	相关知识	5	相关知识不熟悉	各 -1	
总分		100		累计	

【指导内容】

1. 告知患者测量脉搏的必要性和配合方法。

2. 告知患者测量前如有剧烈活动或情绪激动，应先休息 15 ~ 30min 后再测量。

【注意事项】

1. 测量前患者处于安静状态，排除影响脉搏客观结果的因素，如测量脉搏前有剧烈运动、情绪激动、哭闹等，应在休息 15 ~ 30min 后再测量。

2. 测量部位选择浅表、靠近骨骼的大动脉处，如桡动脉、颞动脉、颈动脉、肱动脉、股动脉、腘动脉、足背动脉等，一般选择桡动脉为测量部位，测同一位置的脉搏，最好固定触诊部位。

3. 评估测量脉搏部位的皮肤情况，避免在偏瘫侧、形成动静脉瘘侧肢体术肢、脉管炎肢体、伤口等部位测量脉搏。

4. 脉搏短绌的患者，按要求测量脉搏，即一名护士测脉搏，另一名护士听心率，同时测量 1min。

5. 避免用拇指诊脉，因拇指小动脉搏动较强，用拇指诊脉易与患者脉搏相混淆。

6. 测量脉搏频率的同时，还应注意脉搏的节律、强度、紧张度和弹性及其变化。

7. 发现患者心动过速或过缓、间歇脉、脉搏短绌、交替脉等，需要评估观察伴随的症状和体征，如有无心悸、头晕、面色苍白，及时与医生及上级责任护士沟通，调整或完善护理措施。

【相关理论知识】

1.概述　脉搏（pulse）是指在每个心动周期中，由于心脏的收缩和舒张，动脉内的压力发生周期性的变化，导致动脉血管发生有节律的扩张和弹性回缩，动脉管壁由此而产生有节律的搏动，称动脉脉搏，简称脉搏。脉搏是左心室及主动脉搏动的延续。健康人的脉搏和心搏是一致的，脉搏能反映心血管的功能和血容量的变化，通过测量脉搏可以了解心脏的动力状态、心率、心律、心排血量、动脉的可扩张性及外周阻力，因而测量脉搏是病情观察客观、传统的重要方法。成人安静状态下为 60 ～ 100/min，跳动规则、均匀、间隔时间相等。脉搏频率受年龄、性别、活动、情绪等生理性变化的影响。

2.脉搏的生理变化　脉率随年龄、性别、活动和情绪等因素而变动。一般幼儿较成人快，老人稍慢，同年龄的女性较男性稍快，进食、运动和情绪激动时可暂时增快；休息、睡眠、禁食、使用镇静药时稍慢。各年龄段小儿呼吸和脉搏的正常值范围（表 3-4）。

表 3-4　各年龄段小儿呼吸、脉搏

年龄（岁）	呼吸（次 /min）	脉搏（次 /min）	呼吸：脉搏
新生儿	40 ～ 45	120 ～ 140	1：3
＜ 1	30 ～ 40	110 ～ 130	1：3 ～ 1：4
2—3	25 ～ 30	100 ～ 120	1：3 ～ 1：4
4—7	20 ～ 25	80 ～ 100	1：4
8—14	18 ～ 20	70 ～ 90	1：4

3.脉搏的病理变化

(1) 频率异常：①速脉见于发热、大出血等患者。②缓脉见于颅内压增高、房室传导阻滞等患者。

(2) 节律异常：①间歇脉在一系列正常均匀的脉搏中出现一次提前而较弱的搏动，其后有一较正常延长的间歇，称为间歇脉。正常人在过度疲劳、精神兴奋、体位改变时偶尔也会出现间歇脉。②二联律、三联律指每隔一个或两个正常搏动后出现一次期前收缩，则前者称二联律，后者称三联律，多见于心脏病患者或洋地黄中毒者。③脉搏短绌指在单位时间内脉率少于心率、快慢不一、强弱不等、极不规则，见于心房纤维颤动患者。

（3）强弱的改变：①洪脉指当心排血量增加、外周阻力小、动脉充盈度和脉压较大时，脉搏强大有力，见于高热、甲状腺功能亢进患者。②丝脉指当心排血量减少、动脉充盈度降低时，脉搏细弱无力，见于心功能不全、大出血、休克等患者。

（4）动脉管壁弹性的异常：动脉硬化时管壁变硬失去弹性，呈迂曲状，诊脉时有紧张条索感，如按在琴弦上，常见于动脉硬化患者。

三、呼吸测量

【目的】

1. 正确评估患者的呼吸状况。

2. 为疾病诊疗及制订护理措施提供依据。

【操作流程】

具体见图 3-3。

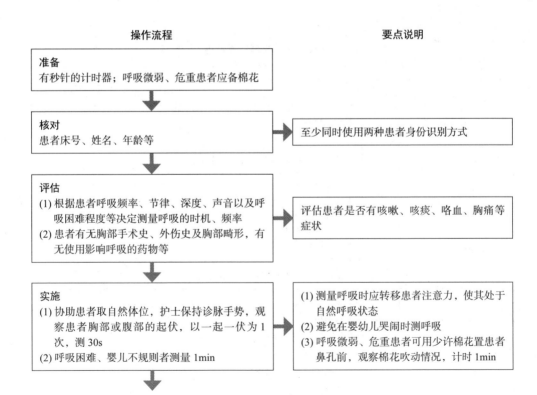

观察

(1) 患者呼吸频率、节律、深度、声音和呼吸形态等情况，以及体位改变对呼吸造成的影响

(2) 患者表情、口唇及皮肤黏膜颜色、胸腹起伏情况

(3) 患者神志变化，有无烦躁不安、意识模糊等缺氧或 CO_2 潴留的表现

→ 对于危重、机械通气的患者还特别要注意血气分析的主要参数变化，能简单判断酸碱平衡

记录

准确记录在护理记录单上或绘制在体温单上

→ 注意将测量结果与以往结果相比较，了解病情的动态变化

分析与判断

将所测呼吸状况与临床表现结合分析，作出决策

图 3-3 呼吸测量与评估操作流程

【评分标准】

具体见表 3-5。

表 3-5 呼吸测量评分标准

姓名：   所在科室：   主考老师：   考核日期：

	项目	分值	扣分细则	扣分	得分
操作前	操作者仪态	5	着装不规范 未洗手	-3 -2	
	评估	6	未评估患者病情、合作程度、未解释	各 -2	
操作过程	安全、舒适	6	未注意患者安全 未协助患者取合适体位	-3 -3	
	测量	30	未注意患者情绪 观察胸腔起伏次数不正确 未测量 30s 危重患者未用棉花絮观察呼吸次数	-6 -6 -4 各 -6	
	病情观察	18	未观察病情 观察病情不正确 未及时通知医生进行处理	-6 -6 -6	
	整理	20	未整理床单位 未协助患者取舒适体位（危重患者） 一项未记录	-5 -5 各 -5	

续　表

	项目	分值	扣分细则	扣分	得分
评价	态度 沟通	4	态度不认真 沟通技巧欠佳	–2 –2	
	整体性 计划性 操作时间 15min	6	整体性欠佳 无计划性 超时	–2 –2 –2	
	相关知识	5	相关知识不熟悉	各 –1	
总分		100		累计	

【指导内容】

1. 告知患者测量呼吸的必要性和配合方法。

2. 指导患者保持情绪稳定，自然呼吸。

【注意事项】

1. 测量呼吸时应转移患者注意力，使其处于自然呼吸状态。

2. 避免在婴幼儿哭闹时测呼吸。

3. 呼吸微弱、危重患者可用少许棉花置患者鼻孔前，观察棉花吹动情况，计时 1min。

4. 对于危重、机械通气的患者还特别要注意血气分析的主要参数变化，能简单判断酸碱平衡。

5. 注意将测量结果与以往结果相比较，了解病情的动态变化。

【相关理论知识】

1. 概述　呼吸（respiration）过程是由 3 个相互衔接并同时进行的环节构成，即外呼吸、气体运输和内呼吸。

(1) 外呼吸：是指外界环境与血液之间在肺部进行的气体交换，包括肺通气和肺换气。气体运输是指血液循环将氧由肺运输至组织细胞，同时将 CO_2 由组织细胞运送到肺并排出体外。

(2) 内呼吸：是血液与组织之间的气体交换。呼吸是维持机体新陈代谢和功能活动所必需的生理活动。正常成人安静状态下呼吸频率为 16 ～ 20/min，节律规则，呼吸运动均匀、无声且不费力。呼吸与脉搏的比例为 1：4，男性及儿童以腹式呼吸为主，女性以胸式呼吸为主。

(3) 呼吸运动：通过神经、化学途径（O_2、CO_2、H^+）进行调节，以维持血液中 O_2、CO_2、H^+ 浓度。呼吸随着年龄、性别、血压、温度、运动、情绪、气压等生理变化而出现生理性波动。新生儿呼吸可达 44/ min。

2. 频率异常　呼吸频率超过 24/min 为呼吸增快（气促），呼吸频率低于 12/min 为呼吸过缓。呼吸增快（气促）常见于发热、头痛、甲状腺功能亢进等。通常体温每升高 1℃，呼吸频率增加 3 ～ 4/min。呼吸过缓常见于颅内压增高，麻醉剂或镇静药过量。

3. 深度异常　深而规则的大呼吸为深度呼吸。浅表而不规则的呼吸，有时呈叹息样，为浅快呼吸。深度呼吸常见于糖尿病酮症酸中毒和尿毒症酸中毒等，主要是由于 H^+ 升高刺激呼吸感受器引起，呼吸深大以便排出较多的 CO_2 而调节血中的酸碱平衡。浅快呼吸可见于呼吸肌麻痹，某些肺与胸膜疾病，也可以见于濒死的患者。

4. 节律异常　主要有以下四种。

(1) 潮式呼吸：也称陈 - 施呼吸。表现为呼吸由浅慢逐渐加快加深，达高潮后又逐渐变浅变慢，暂停（可持续 5 ～ 30s）之后又出现上述状态的呼吸，周而复始。多见于中枢神经系统疾病，如脑炎、脑膜炎、颅内压增高和巴比妥类药物中毒等。主要是因为呼吸中枢的兴奋性减弱或严重缺氧时，血中正常浓度的 CO_2 不能通过化学感受器刺激呼吸中枢兴奋，故呼吸逐渐减弱以致暂停，当呼吸暂停时 CO_2 停止呼出，体内 CO_2 积聚到一定程度，$PaCO_2$ 增高到一定程度才能通过化学感受器反射性刺激呼吸中枢再次引起呼吸；当积聚的 CO_2 呼出后，呼吸中枢又失去有效的兴奋性，呼吸又再次减弱继而暂停，从而形成了周期性变化。

(2) 间断呼吸：也称毕奥（Biot）呼吸。表现为有规律的呼吸几次后，突然停止呼吸，间隔一个短时间后又开始呼吸，如此反复交替为间断呼吸。产生机制与潮式呼吸相似，但预后更严重，常在临终前发生。

(3) 抑制性呼吸：患者表情痛苦，呼吸较正常浅而快，胸部发生剧烈疼痛所致的吸气相突然中断，呼吸运动短暂地突然受到抑制。常见于急性胸膜炎、胸膜恶性肿瘤、肋骨骨折及胸部外伤等。

(4) 叹息样呼吸：在一般正常呼吸节律中插入 1 次深大呼吸，并常伴有叹息声。常见于神经衰弱、精神紧张或抑郁症等。

5. **声音异常**　吸气时发出一种极高的似蝉鸣样音响，为蝉鸣样（strident）呼吸，常见于喉头水肿、痉挛、喉头异物等；呼吸时发出一种粗大的鼾声，为鼾声（snore）呼吸，多见于昏迷患者。

6. **形态异常和呼吸困难**

(1) 吸气性呼吸困难：其特点是吸气显著困难，吸气时间延长，三凹症明显（吸气时，胸骨上窝，锁骨上窝，肋间隙出现明显的凹陷）。主要是由于上呼吸道部分梗阻，气流不能顺利进入肺组织，吸气时呼吸肌收缩，肺内负压极度增高所致。常见于气管阻塞、气管异物、喉头水肿等。

(2) 呼气性呼吸困难：其特点是呼气费力，呼气时间延长。主要是由于下呼吸道部分梗阻，气流呼出不畅所致。常见于支气管哮喘、阻塞性肺气肿等。

(3) 混合性呼吸困难：其特点是吸气和呼气均感费力，呼吸频率增快和变浅，常伴有呼吸音的异常（减弱或消失），可有病理性呼吸音。主要是由于肺部广泛病变，使呼吸面积减少，影响唤起功能所致。常见于重症肺炎、广泛性肺纤维化、大片肺不张、大量胸腔积液和重症肺结核等。

四、血压测量

【**目的**】

1. 判断血压有无异常。

2. 评估方法正确，动态监测血压的变化及其伴随症状。

3. 了解患者心血管功能及其血容量的变化，为疾病诊疗和制订、修改护理措施提供依据。

【**操作流程**】

具体见图 3-4。

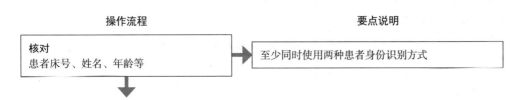

评估
(1) 根据患者主诉、临床表现、情绪、治疗及用药反应、环境等,决定测量的时机、频率
(2) 患者的肢体功能和皮肤情况,确定测量部位
(3) 测压工具是否处于完好状态

告知
测量血压的注意事项及配合要点

实施
肱动脉测量法
(1) 协助患者取舒适的坐位或仰卧
(2) 测量的肢体与心脏、血压计"0"点,同一水平。臂带松紧以能放入一指为宜,袖带下缘距肘窝 2～3cm
(3) 充气至肱动脉搏动音消失,再升高 20～30mmHg,以 4mmHg/s 左右的速度放气
(4) 在听诊器听到第一声搏动音时,汞柱所指刻度为收缩压读数;当搏动音突然变弱或消失时,汞柱所指刻度为舒张压读数
腘动脉测量法
(1) 患者取仰卧或侧卧位,露出大腿部
(2) 将下肢袖带缠于大腿下部,其下缘距腘窝 3～5cm,其余操作同肱动脉

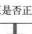

观察
血压值、判断血压是否正常

记录与分析
准确记录在护理记录单或体温单上,并对所测血压结合临床表现综合分析

(1) 入院时、入院次日、术前一天及送手术前常规测量血压,住院期间每周测量血压 1 次。高血压、危重患者需要密切监测血压变化,连续测清晨血压以便对照。患者病情发生变化,调整升压或降压药前后,需测量血压
(2) 排除影响血压客观值的因素,若患者吸烟、喝咖啡、进食、运动、洗澡、情绪激动、紧张等,需让其休息 30min 后进行血压测量
(3) 偏瘫、动静脉瘘、大动脉炎、肢体外伤或有手术的患者应选择健侧肢体测量血压。常用测压部位有桡动脉、肱动脉、腘动脉
(4) 做好四定:定时间、定部位、定体位、定血压计。血压计和听诊器是否完好

(1) 若手臂位置高于心脏水平,测得血压偏低;被测手臂位置低于心脏水平,测得血压偏高
(2) 袖带过宽、过紧测得血压值偏低;袖带过窄、过松测得血压值偏高
(3) 充气、放气过快或过慢,均会影响测量结果
(4) 避免在静脉输液一侧肢体测压,以免影响结果
(5) 有大动脉炎、大动脉狭窄者可以表现为脉搏减弱或无脉症,导致听不清血压
(6) 发现血压听不清或有异常时重新测量,重测时水银柱应将至"0"点,间隔 1～2min 重新测量
(7) 主动脉夹层患者应测四肢血压,以较高一侧为准
(8) 首诊患者应测双上肢血压,以较高一侧为准

(1) 发现血压过高时,观察有无头晕、头痛、恶心、呕吐、胸闷、心悸、肢体活动异常等伴随的症状和体征
(2) 血压过低时,观察有无脉搏细速、心悸、头晕等伴随症状和体征,及时与医生和上级责任护士沟通,调整或制订医疗护理措施

图 3-4　血压测量与评估操作流程

【评分标准】
具体见表 3-6。

表 3-6　血压测量评分标准

姓名：　　　　　所在科室：　　　　　主考老师：　　　　　考核日期：

	项目	分值	扣分细则	扣分	得分	备注
操作前	操作者仪态	5	着装不规范 未洗手	−3 −2		
	评估	14	未评估患者病情、身体状态、合作程度 未解释	各 −2 −2		
	用物准备	8	少 1 件 乱放置	各 −1 −2		
操作过程	安全、舒适	5	未注意患者安全 未协助患者取合适体位	−2 −3		
	检查	15	未检查血压计 未检查气囊、袖带、听诊器	−5 各 −3		
	测量	22	未驱尽袖带内空气 袖带位置不正确 袖带过紧或过松 未排尽余气 听诊器放置不正确 关闭血压计方法不对	−2 −5 各 −4 −2 −6 −2		
	病情观察	16	未观察病情 观察到病情未及时通知医生进行处理 未整理床单位 未协助患者取舒适体位 遗留用物在病房 一项未记录	−6 −6 −6 −2 各 −2 各 −1		
评价	态度 沟通	4	态度不认真 沟通技巧不好	−2 −2		
	整体性 计划性 操作时间 5min	6	整体性欠佳 无计划性 超时	−2 −2 −2		
	相关知识	5	相关知识不熟悉	各 −1		
	总分	100		累计		

【指导内容】

1. 告知患者测量血压的必要性和配合方法。

2. 根据患者实际情况，可以指导患者或者家属学会正确测量血压。

【注意事项】

1. 测量前要求患者安静休息 5～10min。排除影响血压客观值的因素，若患者吸烟、喝咖啡、进食、运动、洗澡、情绪激动、紧张等，需让其休息 30min 后行血压测量。

2. 选择合适的测量部位。一般选择右上臂。偏瘫、动静脉瘘、大动脉炎、肢体外伤或有手术的患者应选择健侧肢体测量血压。

3. 常用测压部位有桡动脉、肱动脉、股动脉。

4. 做好四定，定时间、定部位、定体位、定血压计，检测血压计和听诊器是否完好。

5. 若手臂位置高于心脏水平，测得血压偏低；被测手臂位置低于心脏水平，测得血压偏高；袖带过宽、过紧测得血压值偏低；袖带过窄、过松测得血压值偏高。

6. 充气、放气过快或过慢，均会影响测量结果。

7. 避免在静脉输液一侧肢体测压，以免影响液体输入。

8. 有大动脉炎、大动脉狭窄者可以表现为脉搏减弱或无脉症，导致听不清血压。

9. 发现血压听不清或有异常时重新测量，重测时水银柱应降至"0"点，间隔 1～2min 重新测量。

10. 主动脉夹层患者应测四肢血压，以较高侧为准。

11. 首诊患者应测双上肢血压，以较高一侧为准。

12. 发现血压过高时，观察有无头晕、头痛、恶心、呕吐、胸闷、心悸、肢体活动异常等伴随的症状和体征。

13. 血压过低时，观察有无脉搏细速，心悸、头晕等伴随的症状和体征，及时与医生和上级责任护士沟通，调整或制订医疗护理措施。

【相关理论知识】

1. 概述　血压（blood pressure，BP）是反映循环系统功能的指标。血压是血液在血管内流动时对血管壁的侧压力。一般指体循环动脉血压，如无特别注明，均指肱动脉的血压。心室收缩时，血液射入主动脉，主动脉压急剧升高，至收缩中期达最高值，此时的动脉血压称为收缩压（systolic blood pressure，SBP）。心室舒张时，主动脉压下降，至心舒末期达动脉血压的最低值，此时的动脉血压称为舒张压（diastolic blood pressure，DBP）。脉压是收缩压和舒张压之差，成人正常收缩压为 90 ～ 139mmHg（12.0 ～ 18.6kPa），舒张压 60 ～ 89mmHg（80 ～ 12.0kPa），脉压 30 ～ 40mmHg（4.0 ～ 5.3kPa）。形成和影响血压的因素主要包括心脏每搏输出量、心率、外周阻力、主动脉和大动脉的弹性作用、循环血量和血管容量。测量血压是评估血压水平、发现病情变化、观察疗效的手段。

2. 血压计量单位换算　血压以 mmHg（毫米汞柱）或 kPa（千帕斯卡）为计量单位。两者换算公式为 1kPa ≈ 7.5mmHg；1mmHg ≈ 0.133kPa。

3. 健康人血压的生理变化　血压有一定的波动，血压值受年龄、性别、昼夜睡眠、活动、情绪、体形、体位、温度、疼痛、身体部位等生理性变化影响。过度劳累或睡眠不佳时，血压稍增高；紧张、恐惧、兴奋及疼痛均可导致收缩压升高；运动、饮食、吸烟、饮酒等也可影响血压变化。

4. 基础血压　是指在基础代谢状态下测得的血压。所谓基础代谢就是清晨未起床前的安静状态，人体产生的能量只维持基本的生命活动时。

5. 高血压的定义和分类　在未使用降压药物的情况下，SBP ≥ 140mmHg 和（或）DBP ≥ 90mmHg，则定义为高血压。根据血压升高水平，将高血压分为 1 级、2 级和 3 级（表 3-7）。根据血压水平、心血管危险因素、靶器官损害、临床并发症和糖尿病进行心血管风险分层，分为低危、中危、高危和很高危 4 个层次（表 3-8）。

表 3-7　高血压的分类

类　别	收缩压（mmHg）		舒张压（mmHg）
正常血压	＜ 120	和	＜ 80
正常高值	120 ～ 139	和（或）	80 ～ 90
高血压	≥ 140	和（或）	≥ 90
1 级高血压	140 ～ 159	和（或）	90 ～ 99
2 级高血压	160 ～ 179	和（或）	100 ～ 109
3 级高血压（重度）	≥ 180	和（或）	≥ 110
单纯收缩期高血压	≥ 140	和	＜ 90

注：当 SBP 和 DBP 分属不同级别时，以较高的分级为准

诊断性评估、血压的定义与分类的相关知识可参考《中国高血压防治指南2018 年修订版》。

表 3-8　高血压患者的心血管风险分层

其他心血管危险因素和疾病史	血压（mmHg）			
	SBP130～139和（或）DBP 85～89	SBP140～159和（或）DBP 90～99	SBP160～179和（或）DBP 100～109	SBP≥180和（或）DBP≥110
无		低危	中危	高危
1～2 个其他危险因素	低危	中危	中/高危	很高危
≥3 个其他危险因素，靶器官损害，或 CKD3 期，无并发症的糖尿病	中/高危	高危	高危	很高危
临床并发症，或 CKD≥4 期，无并发症的糖尿病	高/很高危	很高危	很高危	很高危

6. 低血压　成年人收缩压＜90mmHg，舒张压＜60mmHg。

7. 标准袖带　气囊长 22～26cm，宽 12cm，气囊至少应包裹 80% 上臂，大多数成人的臂周长为 26～35cm，肥胖者或臂围大者应使用大规格袖带，儿童使用小规格袖带。

第 4 章 帮助患者移动和保护患者安全的护理技术

一、协助患者翻身侧卧法

【目的】

协助不能自行移动的患者更换卧位，减轻局部组织的压力和卧床并发症的发生，保持患者舒适。

【操作流程】

具体见图 4-1。

操作流程	要点说明
核对 (1) 医嘱、病历、诊断、治疗 (2) 患者姓名、性别、年龄、住院号	了解翻身注意事项
评估 (1) 患者病情、意识 (2) 活动能力、自理能力、理解合作能力 (3) 有无引流管、牵引、固定、骨折和颈椎损伤/疾病/手术 (4) 患者状态与需求 (5) 年龄、性别、体重	(1) 颅脑手术患者应采取侧健卧位或平卧位，头部不可剧烈翻动 (2) 为有牵引患者翻身时，应有专人维持牵引 (3) 有脊髓损伤或手术患者采取轴线式翻身法 (4) 髋关节置换术后或长期石膏外固定患者，翻身时应专人固定患肢，协助与躯体一起翻身 (5) 有伤口者，敷料渗血、渗液多时，应先更换后再翻身 (6) 妥善安置各种引流管和输液器装置
告知 (1) 翻身目的和方法 (2) 并发症及注意事项、配合操作的方法	

实施
(1) 固定病床刹车
(2) 取下固定在床上的引流管和约束带
(3) 摇低床头或放下支架
(4) 患者仰卧，双手放腹部，双腿屈曲
(5) 采用一人法 / 二人法 / 轴式翻身法
(6) 观察背部皮肤情况，视病情拍背，按摩
(7) 用枕头垫好患者背部和肢体
(8) 有引流管者，固定引流管，有约束带者，重新上好
(9) 上好床栏，以防坠床

一人法：①将患者双下肢、肩、腰、臀依次移向操作者近侧；②操作者一手托肩，一手托膝；③将患者转向对侧
二人法：①两人站患者同侧；②一人托颈、肩、腰，一人托臀和腘窝；③两人同时抬起患者移向近侧；④两人分别托患者肩、腰、臀、膝，轻推患者，使其转向对侧
轴式翻身：①患者去枕仰卧，置大单于身下；②两人站患者同侧，分别抓住患者肩、腰背、髋、大腿处的大单，拉患者至近侧；③操作者转向对侧，放近侧手在头侧，对侧手放腹部，在患者两膝间放软枕；④两操作者双手抓住患者肩、腰背、髋、大腿处大单的远侧；⑤一人指挥，两人动作一致，将患者身体滚轴式转至面向操作者的侧卧位

观察与记录
(1) 患者病情及变化和主诉
(2) 翻身的时间、体位、皮肤状况，给予的拍背和按摩措施
(3) 引流管及伤口敷料情况

图 4-1 协助患者翻身操作流程

【评分标准】

具体见表 4-1。

表 4-1 协助患者翻身评分标准

姓名： 　　　　所在科室： 　　　　　　主考老师： 　　　　　考核日期：

项目		分值	扣分细则	扣分	得分
操作前	操作者仪表	4	着装不规范；未洗手	各 -2	
	核对	3	医嘱、床号、患者姓名	少 1 项 -1	
	评估	6	患者病情、意识、有无引流管、牵引、固定、骨折、活动能力、配合能力、心理状态、体重、年龄等	少 1 项 -1	
	告知	3	翻身目的及方法、并发症及注意事项、操作配合	少 1 项 -1	
操作过程	患者安全	5	未注意安全	-2	
	一人翻身法	49	未固定病床刹车 未取下引流管、约束带等 未摇低床头或放下支架 枕头未移对侧床头 患者未仰卧，双手放在腹部、双腿屈膝 未先将患者移向操作者近侧 操作者双手托患者位置不正确 移对侧方向不正确	-4 -4 -2 -2 -2 -2 -2	

	项目	分值	扣分细则	扣分	得分
操作过程	二人翻身法	49	未固定病床刹车	−4	
			未取下引流管、约束带等	−4	
			未摇低床头或放下支架	−2	
			枕头未移对侧床头	−2	
			两人托患者位置不正确（一人是颈、肩、腰；另一人是臀部和腘窝）	−2 各 −2	
			未同时抬起患者移向近侧	−3	
			移近侧后未同时轻推转向对侧	−2	
	轴式翻身法		未固定病床刹车	−4	
			未取下引流管、约束带等	−4	
			未摇低床头或放下支架	−2	
			患者未取仰卧位	−2	
			未置大单于患者身下	−2	
			两名操作者站位不正确	−2	
			抓握大单位置不正确	−4	
			两人动作不协调	−4	
	整理	10	未给患者枕头	−2	
			未协助患者取舒适体位	−2	
			有引流管者，固定不正确或未固定	−4	
			未洗手	−2	
	观察与记录	5	患者病情变化及一般情况，必要时记录	少一项 −1	
评价	态度沟通	4	态度不认真	−2	
			沟通技巧不佳	−2	
	整体性计划性	6	整体性、计划性欠佳	各 −2	
	相关知识	5	相关知识不熟悉	各 −1	
	总分	100		累计	

【指导内容】

1. 颅脑手术患者，只能采取健侧卧位或平卧位。

2. 牵引的患者，翻身时应有专人维持牵引。

3. 脊椎手术或受损的患者采用轴式翻身法翻身。

4. 有伤口者，敷料渗血渗液多时，应在更换后再翻身。

【注意事项】

1. 根据患者的病情、意识状态、肢体活动能力、年龄、体重，以及有无进行手术治疗、有无引流管或其他导管、有无脊柱疾病、有无骨折和牵引等，决定协助患者翻身的频率、体位、方式，选择合适的皮肤减压用具。

2. 告知患者/家属翻身的目的、方法、并发症和必要的配合。

3. 固定床脚刹车，按规范处理各种引流管。

4. 翻身过程中注意患者安全，拉好对侧床栏，防患者坠床。

5. 操作中避免拖拉，保护患者局部皮肤不被擦伤。

6. 翻身后应使用适当的皮肤减压用具，如枕头、沙袋、被架等维持翻身后的卧位。

7. 密切观察病情，发现异常状况及时报告和处理。

8. 必要时记录。

【相关理论知识】

1. 卧位是指卧床患者全身处于放松、舒适和协调的状态，其中某个或某几个肌肉、骨骼和关节处于功能位置。功能卧位有治疗和促进康复的作用。

2. 卧位护理包括护士评估卧床患者对体位的需求，改变体位和姿势的能力，患者病情、营养和皮肤状况对维持一定体位和姿势的耐受时间和程度的影响等；扶助或协助患者更换、维持正确的体位和姿势。正确的卧位具有放松、舒适、治疗，康复的功能。

3. 卧位护理遵循保证患者舒适、安全、治疗和康复的原则。

4. 扶助患者更换卧位前，需要评估患者卧位是否能满足舒适、安全和治疗的需要，患者是否有能力改变和更换卧位，患者病情、营养和皮肤状况对患者维持一定体位和姿势的耐受时间和程度的影响等。

5. 卧位姿势应尽量符合人体力学的要求，将身体的重量平均分配到各负重部位，维持关节的正常功能位。

6. 保持卧位的平衡性，对于无法维持稳定性卧位的患者，应使用合适的支持物及保护性设施。

7. 避免局部长期受压，经常更换卧位，更换卧位至少每2小时1次。

8. 改变卧位时，为患者或嘱患者做关节活动，使患者身体的各部位每天得到锻炼。

二、轴线翻身法

【目的】

1. 协助颅骨牵引、脊柱损伤、脊椎手术、髋关节置换术后的患者在床上翻身。

2. 预防脊柱再损伤及关节脱位。

3. 预防压疮，增加患者舒适度。

【操作流程】

具体见图 4-2。

操作流程	要点说明

核对
(1) 医嘱、病历、诊断、治疗
(2) 患者姓名、性别、年龄、住院号

评估
(1) 患者病情、意识状态、损伤部位、伤口
(2) 患者情况和管道情况、心理状态、配合能力

告知
轴线翻身的目的、方法步骤和配合要点

准备
操作者：洗手、戴口罩　　　　环境：清洁、舒适
用物：软枕 2 个　　　　　　　床体：固定床脚，放置床栏
患者：仰卧位，两手放于腹部

实施
(1) 松开被尾，帮助患者移去枕头，并将患者身上的治疗措施正确处理
(2) 三位操作者站于患者同侧，将患者平移至操作者同侧床旁
(3) 患者有颈椎损伤时，第一操作者固定患者头部，沿纵轴向上略加牵引，使头、颈随躯干一起缓慢移动，第二操作者将双手分别置于肩部、腰部，第三操作者将双手分别置于腰部、臀部，使头、颈、肩、腰、髋保持在同一水平线上，翻转至侧卧位
(4) 患者无颈椎损伤时，可由两位操作者完成轴线翻身。同时注意观察患者病情变化、有无不适
(5) 检查患者受压部位皮肤情况；将一软枕放于患者背部支持身体，另一软枕放于两膝之间并使双膝呈自然弯曲状；检查并固定导管或牵引支架

→ (1) 随时询问患者感受
(2) 患者翻身过程中若出现面色苍白、出冷汗、关节脱位，立即停止操作，并与医生联系

观察和记录
记录翻身时间、卧位、皮肤情况

观察患者意识、呼吸、伤口是否受压、牵引方向、位置是否正确，管道是否固定在位通畅及患者隐私等

图 4-2　轴线翻身法操作流程

【评分标准】

具体见表 4-2。

表 4-2　轴线翻身法评分标准

姓名：　　　　　所在科室：　　　　　主考老师：　　　　　考核日期：

项目		分值	扣分细则	扣分	得分
操作前	操作者仪表	4	着装不规范 未洗手、戴口罩	−2 −2	
	评估	6	未评估患者病情、意识状态、配合能力、损伤部位、伤口情况和管道情况	各 −1	
	告知	3	轴线翻身的目的、方法步骤和配合要点	少一项 −1	
	用物准备、护士准备	7	少一件 放置乱 未根据患者病情，由 2 名或 3 名护士操作	各 −1 −2 −2	
操作过程	安全、舒适	4	未核对患者姓名、年龄 未协助患者取舒适体位	−2 −2	
	检查敷料、固定管道	6	未检查术口敷料情况 未妥善处置各种管道或牵引支架等	−3 −3	
	翻身	44	未松开被尾，帮助患者移去枕头 未指导患者双手臂环抱于胸前（若肢体活动障碍的患者应协助其摆放体位） 未正确放置护士双手位置（两人法） 未使头、颈、肩、腰、髋保持在同一水平 未观察患者受压部位皮肤 软枕放置不正确 未询问、观察患者有无不适 处理问题一项不当 未整理床单位 未协助患者取舒适体位 未交代注意事项 污物乱放、遗留用物在病房 未分类放置、未洗手	各 −1 −4 各 −2 −5 −5 −4 −4 −2 −2 −2 −4 各 −1 各 −1	

项目		分值	扣分细则	扣分	得分
操作过程	观察与记录	10	观察患者意识、呼吸、伤口是否受压、牵引方向、位置是否正确，管道是否固定在位通畅及患者隐私等 记录翻身时间、卧位、皮肤情况	少一项 −1	
评价	态度 沟通	4	态度不认真 沟通技巧不佳	−2 −2	
	整体性 计划性 操作时间 10min	6	整体性欠佳 计划性欠佳 超时	−2 −2 −2	
	相关知识	6	相关知识不熟悉	各 −1	
总分		100		累计	

注：翻身方法、损伤皮肤；管道脱出、翻身顺序错误均为不及格

【指导内容】

1.告知患者及家属轴线翻身对预防并发症的重要性。

2.告知患者及家属轴线翻身或配合轴线翻身的正确方法及注意事项。

【注意事项】

1.移动患者时动作轻稳，协调一致，不可拖拉，以免擦伤皮肤，应将患者身体先抬起，再移动。翻转患者时，应注意保持脊柱平直，以维持脊柱的正确生理弯曲。

2.患者有颈椎损伤时，勿扭曲或旋转患者的头部，以免加重损伤。

3.翻身时注意为患者保暖并防止坠床。

4.若患者身上有各种管道及输液装置时，应先将导管安置稳妥，翻身后仔细检查导管是否有脱落、移位、扭曲、受压，保持管道通畅。

5.根据病情及皮肤受压部位情况，确定翻身间隔时间，如发现皮肤发红，应增加翻身次数以防压疮发生，并做好交接班。

6.为手术患者翻身时，翻身前应先检查敷料是否脱落或潮湿，如有脱落或潮湿，应先换药再翻身。

7.颅脑手术患者一般只能卧于健侧或平卧位；颈椎和颅骨牵引的患者，翻身不可放松牵引；石膏固定或伤口较大的患者，翻身后应将患处放于适当位置，防

止受压。

8.护士翻身时，应注意节力原则，尽量使患者靠近护士，降低重心。

【相关理论知识】

1.轴线翻身 头颈、肩部和腰髋、腿保持在一条线上翻身，同时同向翻动，不能有扭动。

2.胸部叩击法 患者取坐位或是侧卧位，操作者将手固定成背隆掌空状态，即手背隆起，手掌中空，手指弯曲，拇指紧靠示指，有节奏地自下而上、由外向内轻轻叩打。

三、协助患者移向床头法

【目的】

协助已滑向床尾而自己不能移动的患者移向床头，保持患者舒适、安全。

【操作流程】

具体见图 4-3。

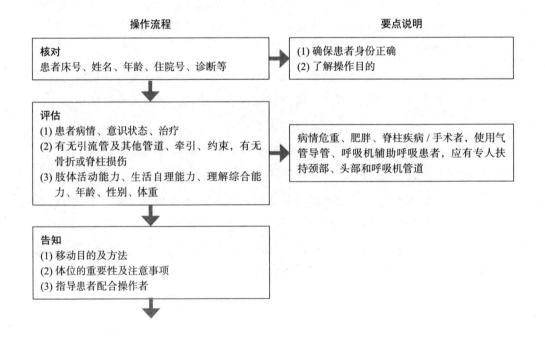

实施
(1) 固定病床刹车
(2) 取下固定在床上的引流管和约束带
(3) 摇低床头或放下支架
(4) 患者仰卧，双手放腹部，双腿屈曲
(5) 采用一人法 / 二人法 / 轴式翻身法
(6) 观察背部皮肤情况，视病情拍背，按摩
(7) 用枕头垫好患者背部和肢体
(8) 有引流管者，固定引流管；有约束带者，重新上好
(9) 上好床栏，以防坠床

一人法：将患者双下肢、肩、腰、臀依次移向操作者近侧，操作者一手托肩，一手托膝，患者移向对侧
二人法：①两人站在患者同侧，一人托颈肩腰，一人托臀和腘窝，两人同时抬起患者移向近侧；②两人分别托患者肩、腰、臀、膝，轻推患者，使其转向对侧

观察与记录
患者一般情况，病情及变化，必要时记录

图 4-3　协助患者移向床头法操作流程

【评分标准】

具体见表 4-3。

表 4-3　协助患者移向床头法评分标准

姓名：　　　　　　所在科室：　　　　　主考老师：　　　　　考核日期：

项目		分值	扣分细则	扣分	得分
操作前	操作者仪表	5	着装不规范 未洗手 未戴口罩	−2 −2 −1	
	核对	3	医嘱、床号、患者姓名	少 1 项 −1	
	评估	8	患者病情、意识、有无引流管、牵引、固定、骨折、活动能力、配合能力、心理状态、体重、年龄等	少 1 项 −1	
	告知	4	移动的目的、方法，体位的重要性及注意事项配合方法	少 1 项 −1	
操作过程	患者安全与隐私	4	未注意安全 未保护患者隐私	−2 −2	

续 表

项目		分值	扣分细则	扣分	得分
操作过程	一人法	48	未固定病床刹车 未取下引流管、约束带等 未摇低床头或放下支架 枕头未横放于床头 患者未仰卧屈膝位、双脚并拢蹬床面 患者双手未握住床头栏杆 操作者双手位置不正确 不固定患者双脚 不协助抬臀	-6 -10 -4 -4 -8 -4 -4 -4 -4	
	二人法		未固定病床刹车 未取下引流管、约束带等 未摇低床头或放下支架 枕头未横放于床头 两人站位不正确 其中两人托患者位置不正确（一人是颈、 　肩、腰；另一人是臀部和腘窝） 两人动作不同步 站在两侧托患者部位不正确（颈肩部）	-6 -10 -4 -4 -4 -8 -6 -6	
	整理	10	未给患者枕头 未协助患者取舒适体位 有引流管者，固定不正确或未固定 约束者，需重新约束 未洗手	-2 -4 -4 -2	
	观察与记录	3	患者病情变化及一般情况，必要时记录	少一项 -1	
评价	态度 沟通	4	态度不认真 沟通技巧不佳	-2 -2	
	整体性 计划性	6	整体性欠佳 计划性欠佳	-3 -3	
	相关知识	5	相关知识不熟悉	各 -1	
总分		100		累计	

【指导内容】

告知患者操作目的、配合方法及注意事项，指导患者与护士同时用力。

【注意事项】

1.评估患者的病情、治疗、意识状态、活动能力、生活自理能力、理解和配合能力以及年龄、体重，是否有留置引流管和其他导管，有无脊柱疾病、骨折和牵引等，根据评估结果选择协助患者移动的方法。

2. 此操作适用于卧床不能自行移动的患者，操作中遵循节力、安全的原则。

3. 确保患者安全，移动前固定床脚刹车，按引流管护理处理各种引流管，避免对患者的拉、拽等动作。机械通气患者，妥善处理呼吸机管道。

4. 对病情重、肥胖、不能自理或不合作的患者选择二人法或多人扶持法。特殊患者，如颈椎疾病、损伤、手术、牵引、固定、气管插管或气管切开、呼吸机辅助呼吸等，应有专人扶持头颈部、牵引绳、呼吸机管道和固定肢体。

5. 移动前放低床头，操作者避免拖拉，保护局部皮肤不被擦伤。

6. 在护理过程中，密切观察患者病情变化，如有异常时及时通知医师并处理。

【相关理论知识】

1. 评估气道通畅的指标，包括呼吸顺畅、呼吸频率和节律、痰液情况、排痰能力。当患者气道不通畅时，会引起气道阻力增加，出现呼吸困难的表现，从而影响患者的通气和换气功能。

2. 转移患者的省力原则主要有 4 条，即利用杠杆作用，维持身体平衡；扩大支撑面；降低重心；保持正确转移姿势，减少身体重力线的偏移、尽量使用大肌群或多肌群、用最小量的肌力作用。

四、轮椅运送法

【目的】

患者被正确、安全地运送到目的地。

【操作流程】

具体见图 4-4。

操作流程	要点说明
核对 患者床号、姓名、年龄、运送方法	轮椅转运适合护送不能行走的患者入院、检查、治疗，也适合患者康复期的户外活动

评估
(1) 患者年龄、体重、意识、自理能力、引流管、全身皮肤黏膜等情况
(2) 转运的目的、转运距离及道路情况

↓

告知
转运的目的、方法和必要的配合

↓

准备
(1) 轮椅：检查各部件性能，调整轮椅
(2) 患者：了解轮椅运送的目的，能够主动配合操作
(3) 环境：宽敞，防滑

→ (1) 一般患者选用标准轮椅，特殊患者按病情选用其他特殊种类的轮椅
(2) 调整轮椅。座高：以患者久坐且能保持正确姿势为标准。座宽：患者臀部最宽处加 5cm。座深：患者坐下时，小腿上段后方应与轮椅坐面前缘有 5cm 左右的间隙。脚托高度脚托应离开地面至少 5cm。先降低脚托至患者足跟平面以下，然后再上抬 1.3～1.5cm 后固定
(3) 询问患者的需求，协助其排大小便或更换尿布；协助更衣，截瘫/中风患者应穿硬底鞋
(4) 有引流管者按引流管护理规范处理

↓

实施
协助患者坐轮椅
(1) 轮椅背与床尾平齐，面向床头或与床呈 45° 放置。偏瘫患者，轮椅放置在健侧
(2) 取下轮椅近侧扶手，拉起两侧车闸
(3) 如可能，将床的高度调至患者大腿中部
(4) 协助患者由床转移至轮椅：患者取侧卧位，双腿移至床缘下；转运者将一手放在患者肩下，另一手下；推其骨盆使患者坐起；转运者面向患者，双腿分开双手抱患者腰部，将其移至轮椅坐稳；协助患者穿鞋和穿衣
(5) 翻转脚踏板，调整至合适位置
(6) 协助患者取舒适坐位，注意保暖
协助患者下轮椅
(1) 轮椅摆放同上
(2) 翻起床椅踏板
(3) 转运者面向患者，双腿前后分开，屈膝站立
(4) 双手移至患者腰部，患者双手放在转运者肩上，协助患者站立，移坐于床上

→ (1) 如轮椅无闸，应由 1 人站在轮椅后面固定轮椅
(2) 清醒合作、上肢活动无障碍的患者，可用双手扶轮椅双侧扶手，自行移坐入轮椅
(3) 移动偏瘫患者时，转运者要支持患者偏瘫的手臂，最有效的方法是让患者自己手拉手，以免患侧手臂脱落或拖拉患侧手臂
(4) 扶抱时转运者使用整个上臂和前臂，并向患者靠近至最近。开始扶抱时，转运者双膝必须屈曲，以便借助臀部及大腿的肌肉力量，提高杠杆效应

↓

运送
(1) 病情观察
(2) 防范意外
(3) 保持舒适
(4) 保持各管道的固定、通畅

→ (1) 推轮椅下坡时，应减慢速度，并掉转轮椅，使后轮在前
(2) 过门槛或上台阶时，翘起前轮，同时使患者的头、背后倾，并嘱患者抓住扶手，保持平衡
(3) 患者尽量靠后坐，身体勿向前倾或歪斜
(4) 躯干难以保持平衡者，应采用腰带将其固定头颈部控制不良者可使用头托或颈托。离开患者时，务必锁定车轮

图 4-4 轮椅运送法操作流程

【评分标准】

具体见表4-4。

表4-4 轮椅运送法评分标准

姓名：　　　　　　所在科室：　　　　　主考老师：　　　　　考核日期：

项目		分值	扣分细则	扣分	得分
操作前	操作者仪表	4	着装不规范 未洗手	−2 −2	
	核对	3	床号、姓名、运送方法	少一项 −1	
	评估	6	患者的年龄、体重、意识、自理能力、引流管、全身皮肤黏膜等	各 −1	
	告知	4	转运目的和方法 必要的配合	−2 −2	
操作过程	患者安全	5	未注意安全	−5	
	坐轮椅	25	轮椅放置不当 未固定车闸 未取下引流袋 未翻转脚踏板 未协助患者转移 床椅转移方法不正确 未将脚踏板调至合适位置 未协助患者穿鞋	−2 −3 −2 −2 −3 −2 −2 −2	
	下轮椅	25	轮椅放置不当 未固定车闸 未取下引流袋 未翻转脚踏板 未协助患者转移 床椅转移方法不正确	−2 −3 −2 −2 −2 −3	
	整理	8	未协助患者舒适体位 引流管固定不当或未固定 未注意保暖 未洗手	−1 −2 −1 −1	
	病情观察	5	未观察患者病情	−5	
评价	态度 沟通	4	态度不认真 沟通技巧不佳	−2 −2	
	整体性 计划性	6	整体性欠佳 计划性欠佳	−2 −2	
	相关知识	5	相关知识不熟悉	各 −1	
总分		100		累计	

【指导内容】

1. 一般患者选用标准轮椅，特殊患者按病情选用其他特殊种类的轮椅。

2. 调整轮椅。座高：以患者久坐且能保持正确姿势为标准。座宽：患者臀部最宽处加5cm。座深：患者坐下时，小腿上段后方应与轮椅坐面前缘有5cm左右的间隙。脚托高度：脚托应离开地面至少5cm。先降低脚托至患者足跟平面以下，然后再上抬1.3～1.5cm后固定。

3. 询问患者的需求，协助其排大小便或更换尿布；协助更衣，截瘫/中风患者应穿硬底鞋。

4. 有引流管者按引流管护理规范处理。

【注意事项】

1. 如轮椅无闸，应由1人站在轮椅后面固定轮椅。

2. 清醒合作、上肢活动无障碍的患者，可用双手扶轮椅双侧扶手，自行移坐入轮椅。

3. 移动偏瘫患者时，转运者要支持患者偏瘫的手臂，最有效的方法是让患者自己手拉手，以免患侧手臂脱落或拖拉患侧手臂。

4. 扶抱时转运者使用整个上臂和前臂，并向患者靠近至最近。开始扶抱时，转运者双膝必须屈曲，以便借助臀部及大腿的肌肉力量，提高杠杆效应。

5. 推轮椅下坡时，应减慢速度，并掉转轮椅，使后轮在前；过门槛或上台阶时，翘起前轮，同时使患者的头、背后倾，并嘱患者抓住扶手，保持平衡。

6. 患者尽量靠后坐，身体勿向前倾或歪斜躯干难以保持平衡者，应采用腰带将其固定；头颈部控制不良者可使用头托或颈托。离开患者时，务必锁定车轮。

【相关理论知识】

1. 头颈控制不良的患者可使用头托或颈托。

2. 躯干不能保持平衡者，可采用腰带将其固定。

3. 严重臀部压疮或骨盆骨折未治愈者，不宜使用坐式轮椅。

五、平车运送法

【目的】

患者被正确、安全地运送到目的地。

【操作流程】

具体见图 4-5。

操作流程	要点说明
核对 患者床号、姓名、年龄、运送方法	(1) 了解患者转运的目的 (2) 核对患者姓名、住院号等
评估 (1) 患者的体重、年龄、病情、意识、肌力、生活自理能力，有无引流管及夹板固定，有无牵引等 (2) 环境：病房是否宽敞 (3) 平车：检查刹车、护栏性能 (4) 搬运人员	(1) 患者病情不适宜转运时，应及时与医生沟通 (2) 卧床患者的检查治疗尽量集中进行 (3) 评估平车配备的辅助用具是否符合病情需要 (4) 视患者和搬运人员的具体情况确定搬运人数和方法
告知 (1) 转运的目的和方法 (2) 可能出现的不适、并发症及必要的配合	(1) 移开易导致患者损伤和已损坏的物品，如热水瓶、玻璃器皿、刀类、输液架等。移开床旁桌椅。注意患者的保暖和保护患者的隐私 (2) 准备和检查平车性能 (3) 根据患者病情，准备必要的辅助工具。不合作、烦躁者准备约束带；脊柱损伤 / 手术者备硬板；颈椎骨折者备颈托颈围、沙袋等 (4) 病情危重者，备急救器材和药物 (5) 转运前协助患者大小便或更换尿布。按引流管护理处理各种引流管 (6) 气管切开插管、昏迷、痰多不能自行咳出者转运前先吸痰。颈椎手术损伤患者戴颈托固定 (7) 可能时暂停输液，需要维持输液的特殊患者除外 (8) 有牵引者，应注意保持牵引重力线的角度和质量
准备 (1) 操作者：洗手 (2) 环境：确保通道畅通 (3) 用物：平车、被单等 (4) 患者：必要时家属协同	
实施 (1) 挪动法：适用于病情许可，能在床上配合移动者。①平车与病床平行放置；搬运者抵住平车；②协助患者挪动，挪动顺序为上身 - 臀部 - 下肢(回床时相反)；③患者取舒适卧位，拉好护栏，整理 (2) 单人搬运法：适用于幼儿及病情许可、体重较轻者。①平车置床尾，车头端与病床呈钝角；②协助患者屈膝；③搬运者将一手自患者腋下伸入至对侧肩部，另一手伸至对侧大腿下，屈曲手指，患者双臂交叉依附于搬运者颈部；④将患者抱起放于平车；⑤患者舒适体位，拉好护栏，整理	(1) 搬运患者前锁住平车和病床刹车 (2) 护士应站在患者头侧，以便于观察病情变化。病情危重者，应有医生陪同 (3) 多人搬运时，搬运者按身高由高到矮、从床头到床尾排列，使患者头部处于高位，以减轻不适 (4) 带气管插管或气管切开套管的患者，头部切勿后仰，搬运者分别以双手置患者头颈部和腰臀部，将患者身体水平上移，以防气管插管脱出或移位 (5) 肢体石膏板固定、带特殊引流管（如胸腔闭式引流管）的患者应有专人托住肢体或管道 (6) 注意搬运过程中的职业防护：搬运时两脚前后分开；搬运低位置患者时同时屈膝屈髋，降低重心；尽量使患者靠近操作者的身体，减少重力线的改变 (7) 搬运后检查各引流管是否固定、通畅

(3) 二人搬运法：用于不能自己活动、体重较重者。①平车置床尾，车头端与病床呈钝角；②患者平卧，双手交叉置于胸前或腹部；③甲一手臂托住患者颈肩部，另一手托住腰部；乙一手托住患者臀部，另一手托住腘窝部；④一同提示抬起患者，放于平车；⑤患者舒适体位，拉好护栏，整理

(4) 三人搬运法：适应证同二人搬运法。甲：托住患者头、颈、肩部；乙：托住患者背、臀部；丙：托住患者腘窝和小腿

(5) 四人搬运法：用于危重或颈椎、腰椎骨折患者。①平车与病床平行放置，靠近床边；②在患者身下铺中单或大单；③2 人分别站于床头和床尾，并分别托住患者的头肩部和两腿；另外 2 人分别站于平车及病床的两侧，抓住中单四角；④一人喊命令，4 人同时合力将患者抬起，放于平车；⑤患者取舒适体位，拉好护栏，整理

运送
(1) 注意病情观察，保持各管道的固定、通畅
(2) 防范意外
(3) 保持舒适

(1) 运送过程中，护士应站于患者头侧，密切观察病情。发生心搏呼吸骤停、窒息等情况时，就地抢救
(2) 颅脑损伤、颌面部外伤及昏迷的患者，应将头偏向一侧
(3) 上好护栏，不合作、躁动不安患者使用约束带
(4) 保持均匀、缓慢的车速
(5) 上下坡时，患者头部应位于高位
(6) 如平车一端为大轮，一端为小轮，则以大轮端为头端
(7) 进出门时，先将门打开，避免碰撞，减少震动
(8) 尽量减少运送途中停留。病情危重者利用绿色通道

图 4-5 平车运送法操作流程

【评分标准】

具体见表 4-5。

表 4-5 平车转运法评分标准

姓名：　　　　所在科室：　　　　主考老师：　　　　考核日期：

	项目	分值	扣分细则	扣分	得分
操作前	操作者仪表	4	着装不规范 未洗手	-2 -2	
	核对	3	床号、姓名、运送方法	少1项 -1	
	评估	6	患者的体重、年龄、病情、意识、肌力、生活自理能力，有无引流管及夹板固定，有无牵引等	各 -1	

项目		分值	扣分细则	扣分	得分
操作前	告知	4	转运目的和方法 可能出现的不适、并发症及必要配合	−2 −2	
操作过程	患者安全	5	未注意安全	−5	
	挪动法	50	平车位置不当 未固定病床刹车 未取下引流袋、约束带等 未协助患者转向床边 搬运方法不正确 患者未卧于平车中央	−3 −4 −4 −3 −4 −2	
	单人法		平车位置不当 未固定病床刹车 未取下引流袋、约束带等 患者未仰卧屈膝 托患者位置不当 患者未卧于平车中央	−3 −4 −4 −3 −4 −2	
	二人法		平车位置不当 未固定病床刹车 未取下引流袋、约束带等 托患者位置不当 站位不正确 动作不同步 患者未卧于平车中央	−3 −4 −4 −4 −3 −3 −2	
	三人法				
	四人法				
	整理	8	未协助患者取舒适体位 引流管固定不当或未固定 未盖好被子 未洗手	−2 −2 −2 −2	
	病情观察	5	未观察患者病情	−5	
评价	态度 沟通	4	态度不认真 沟通技巧不佳	−2 −2	
	整体性 计划性	6	整体性欠佳 计划性欠佳	−2 −2	
	相关知识	5	相关知识不熟悉	各 −1	
总分		100		累计	

【指导内容】

1. 患者病情不适宜转运时，应及时与医生沟通。

2. 卧位患者的检查治疗尽量集中进行。

3. 评估平车配置的辅助用具是否符合病情需要。

4. 视患者和搬运人员的具体情况确定搬运人数和方法。

【注意事项】

1. 搬运患者前锁住平车和病床刹车。

2. 护士应站在患者头侧，以便于观察病情变化。病情危重者，应有医生陪同。

3. 多人搬运时，搬运者按身高由高到矮从床头到床尾排列，使患者头部处于高位，以减轻不适。

4. 带气管插管 / 气管切开套管的患者，头部切勿后仰，搬运者分别以双手置患者头颈部和腰臀部，将患者身体水平上移，以防气管插管脱出或内脱。

5. 肢体石膏 / 夹板固定、带特殊引流管如胸腔闭式引流管的患者应有专人托住肢体或管道。

6. 注意搬运过程中的职业防护：主要包括搬运时两脚前后分开；搬运低位置患者时同时屈膝屈髋，降低重心；尽量使患者靠近操作者的身体，减少重力线的改变。

7. 搬运后检查各引流管是否固定、通畅。

【相关理论知识】

1. 人体力学是应用力学和机械运动原理研究维持和掌握机体平衡及协调变换姿势的科学。

2. 操作中正确应用人体力学原理，可以减少患者痛苦，保证患者舒适和安全；同时也可以预防职业损伤，提高工作效率。

六、患者搬运法

【目的】

患者被正确、安全地搬运至平车或病床。

【操作流程】

具体见图 4-6。

操作流程

要点说明

核对
患者床号、姓名、年龄、诊断等

(1) 确保患者身份正确
(2) 了解操作的目的

评估
(1) 患者的病情、治疗、意识
(2) 有无引流管和其他管道、牵引、固定，有无骨折和脊柱损伤 / 疾病 / 手术
(3) 活动能力、生活自理能力、理解合作能力
(4) 年龄、性别、体重
(5) 患者的心理状态及需求

病情危重、肥胖、行脊椎疾病 / 手术、带气管导管、呼吸机辅助呼吸患者，应有专人扶持颈部、头部和呼吸机管道

告知
(1) 搬运的目的、方法
(2) 体位的重要性及注意事项
(3) 指导或教会患者配合操作的方法

实施
(1) 固定病床刹车
(2) 取下固定在床上的引流袋、约束带
(3) 放低床头，枕头横放置于床头
(4) 用一人法或二人法上移患者
(5) 为患者垫枕头，摇高床头或按患者病情取舒适卧位
(6) 有引流管者，固定引流袋，检查引流管，保持通畅；有约束者，重新约束
(7) 上好床栏，防坠床

一人法：患者仰卧屈膝，双脚并拢蹬床面；患者双手握住床头栏杆；操作者一手稳住患者的双脚，另一手放在患者臀部协助上移
二人法：两操作者站在同侧；患者双手握住床头栏杆；另一人托住患者臀部和腘窝；两人同时抬起患者上移；两人站立时，两人交叉托住患者颈肩部，合力抬起患者上移

观察与记录
(1) 患者的一般状况、病情及变化
(2) 必要时记录

评价
(1) 患者感觉舒适、安全
(2) 护理沟通有效，满足患者身心需要

图 4-6　患者搬运法操作流程

【评分标准】

具体见表 4-6。

表 4-6　患者搬运法评分标准

姓名：　　　　　　所在科室：　　　　　　主考老师：　　　　　　考核日期：

项目		分值	扣分细则	扣分	得分
操作前	操作者仪表	4	着装不规范 未洗手	−2 −2	
	核对	3	床号、姓名、运送方法	少1项 −1	
	评估	6	患者的体重、年龄、病情、意识、肌力、生活自理能力，有无引流管及夹板固定，有无牵引等	各 −1	
	告知	4	转运目的和方法 可能出现的不适、并发症及必要配合	−2 −2	
操作过程	患者安全	5	未注意安全	−5	
	挪动法	50	平车位置不当 未固定病床刹车 未取下引流袋、约束带等 未协助患者转向床边 搬运方法不正确 患者未卧于平车中央	−3 −4 −4 −3 −4 −2	
	单人法		平车位置不当 未固定病床刹车 未取下引流袋、约束带等 患者未仰卧屈膝 托患者位置不当 患者未卧于平车中央	−3 −4 −4 −3 −4 −2	
	二人法		平车位置不当 未固定病床刹车 未取下引流袋、约束带等 托患者位置不当 站位不正确 动作不同步	−3 −4 −4 −4 −3 −3	
	三人法				
	四人法		患者未卧于平车中央	−2	
	整理	8	未协助患者取舒适体位 引流管固定不当或未固定 未盖好被子 未洗手	−2 −2 −2 −2	
	病情观察	5	未观察患者病情	−5	

	项目	分值	扣分细则	扣分	得分
评价	态度 沟通	4	态度不认真 沟通技巧不佳	−2 −2	
	整体性 计划性	6	整体性欠佳 计划性欠佳	−2 −2	
	相关知识	5	相关知识不熟悉	各 −1	
	总分	100		累计	

【指导内容】

1. 患者病情不适宜转运时，应及时与医生沟通。

2. 卧位患者的检查治疗尽量集中进行。

3. 评估平车、病床配置的辅助用具是否符合病情需要。

4. 视患者和搬运人员的具体情况确定搬运人数和方法。

【注意事项】

1. 搬运患者前锁住平车和病床刹车。

2. 护士应站在患者头侧，以便于观察病情变化。病情危重者，应有医生陪同。

3. 多人搬运时，搬运者按身高由高到矮从床头到床尾排列，使患者头部处于高位，以减轻不适。

4. 带气管插管 / 气管切开套管的患者，头部切勿后仰，搬运者分别以双手置患者头颈部和腰臀部，将患者身体水平上移，以防气管插管脱出或内脱。

5. 肢体石膏 / 夹板固定、带特殊引流管如胸腔闭式引流管的患者应有专人托住肢体或管道。

6. 注意搬运过程中的职业防护主要包括搬运时两脚前后分开；搬运低位置患者时同时屈膝屈髋，降低重心；尽量使患者靠近操作者的身体，减少重力线的改变。

7. 搬运后检查各引流管是否固定、通畅。

【相关理论知识】

1. 人体力学是应用力学和机械运动原理研究维持和掌握机体平衡及协调变换姿势的科学。

2.操作中正确应用人体力学原理，可以减少患者痛苦，保证患者舒适和安全；同时也可以预防职业损伤，提高工作效率。

七、患者约束法

【目的】

对于自伤或可能伤及他人的患者，限制其身体或者肢体活动，确保患者安全，保证治疗、护理顺利进行。

【操作流程】

具体见图 4-7。

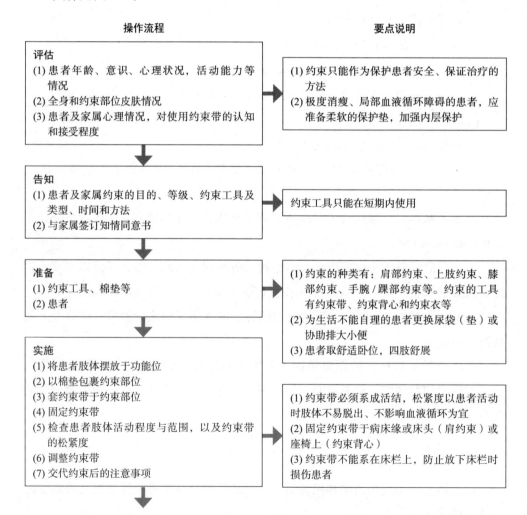

操作流程	要点说明

评估
(1) 患者年龄、意识、心理状况，活动能力等情况
(2) 全身和约束部位皮肤情况
(3) 患者及家属心理情况，对使用约束带的认知和接受程度

→

(1) 约束只能作为保护患者安全、保证治疗的方法
(2) 极度消瘦、局部血液循环障碍的患者，应准备柔软的保护垫，加强内层保护

告知
(1) 患者及家属约束的目的、等级、约束工具及类型、时间和方法
(2) 与家属签订知情同意书

→

约束工具只能在短期内使用

准备
(1) 约束工具、棉垫等
(2) 患者

→

(1) 约束的种类有：肩部约束、上肢约束、膝部约束、手腕/踝部约束等。约束的工具有约束带、约束背心和约束衣等
(2) 为生活不能自理的患者更换尿袋（垫）或协助排大小便
(3) 患者取舒适卧位，四肢舒展

实施
(1) 将患者肢体摆放于功能位
(2) 以棉垫包裹约束部位
(3) 套约束带于约束部位
(4) 固定约束带
(5) 检查患者肢体活动程度与范围，以及约束带的松紧度
(6) 调整约束带
(7) 交代约束后的注意事项

→

(1) 约束带必须系成活结，松紧度以患者活动时肢体不易脱出、不影响血液循环为宜
(2) 固定约束带于病床缘或床头（肩约束）或座椅上（约束背心）
(3) 约束带不能系在床栏上，防止放下床栏时损伤患者

观察与记录
(1) 观察并记录患者的一般状况，局部皮肤、肢体末梢循环情况及约束效果
(2) 询问患者感受或观察患者的反应
(3) 记录约束原因、部位、起止时间和间隔时间
(4) 发生与约束相关并发症的症状及处理措施和效果

→

(1) 15 ～ 30min 巡视患者 1 次
(2) 约束带 2h 松解 1 次，间歇 15 ～ 30min
(3) 翻身或搬动患者时，应松解约束带，应用抓握法固定患者的手，加强看护，防止意外的发生
(4) 使用约束衣或约束背心时，观察患者的呼吸和面色
(5) 观察末梢循环情况：皮肤颜色、温度、动脉搏动、毛细血管充盈时间、水肿等。遇约束部位皮肤苍白、紫绀、麻木、刺痛、冰冷时，应立即放松约束带，必要时行局部按摩

图 4-7 约束法操作流程

【评分标准】

具体见表 4-7。

表 4-7 约束法评分标准

姓名：　　　　　　所在科室：　　　　　　主考老师：　　　　　　考核日期：

项目		分值	扣分细则	扣分	得分
操作前	操作者仪表	2	着装不规范	-2	
	评估	7	患者年龄、意识、活动能力、全身和约束部位皮肤情况 患者 / 家属心理状况，对使用约束带的认知和接受能力	各 -1	
	告知	6	约束目的、时间、方法 未与家属签订知情同意书	各 -1 -3	
	用物准备	6	少 1 件 约束带选择不当	各 -1 -4	
操作过程	安全、舒适	10	未注意安全 未协助患者取功能体位	-5 -5	
	约束患者	30	未以棉垫包裹约束部位 约束带固定松紧不适宜 约束带打结方法错误 动作不轻柔 未检查患者固定后肢体活动程度与范围 使用约束带后未按时松解，间歇 15 ～ 30min	-5 -5 -5 -5 -5 -5	
	交代	5	未交代约束后注意事项	-5	

续　表

项目		分值	扣分细则	扣分	得分
操作过程	观察	10	未巡视患者 未观察患者局部皮肤、肢体末梢循环情况、约束效果	−5 各 −2	
	整理	9	未整理床单位 未协助患者取舒适体位 污物乱放、遗留用物在病房 未分类放置、未洗手 未记录	−2 −2 各 −1 各 −1 −1	
评价	态度 沟通	4	态度不认真 沟通技巧不佳	−2 −2	
	整体性 计划性 操作时间 8min	6	整体性欠佳 无计划性 超时	−2 −2 −2	
	相关知识	5	相关知识不熟悉	各 −1	
总分		100		累计	

【指导内容】

1. 告知患者及家属实施约束的目的、方法、持续时间，使患者和家属理解使用保护具的重要性、安全性，征得同意方可使用。

2. 告知患者和家属实施约束中，护士将随时观察约束局部皮肤有无损伤、皮肤颜色、温度、约束肢体末梢循环等。

3. 指导患者和家属在约束期间保证肢体处于功能位，保持适当的活动度。循环状况，定时松解。

【注意事项】

1. 实施约束时，将患者肢体处于功能位，约束带松紧适宜，以能伸进一二手指为原则。

2. 密切观察约束部位的皮肤状况。

3. 保护性约束属制动措施，使用时间不宜过长，病情稳定或者治疗结束后，应及时解除约束。需较长时间约束者，每 2 小时松解约束带 1 次并活动肢体，并协助患者翻身。

4. 准确记录并交接班，包括约束的原因、时间，约束带的数目，约束部位，约束部位皮肤状况，解除约束时间等。

【相关理论知识】

1. 身体约束工具：约束带、带锁的轮椅、床栏、躺椅、约束背心及手套。

2. 常见约束带类型：肩肘约束带、上肢约束带、膝部约束带、踝部约束带等。

3. 约束等级包括约束、代替约束和不约束，按行为、设施、独立等级的顺序评估患者，决定患者使用约束、替代约束或不约束。

第 5 章　清洁护理技术

一、口腔护理

【目的】

1. 保持口腔清洁，预防感染等并发症。

2. 观察口腔内的变化，提供病情变化的信息。

3. 保证患者舒适。

【操作流程】

具体见图 5-1。

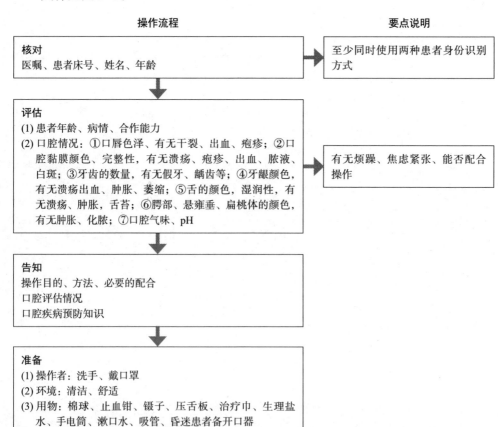

操作流程

核对
医嘱、患者床号、姓名、年龄

评估
(1) 患者年龄、病情、合作能力
(2) 口腔情况：①口唇色泽、有无干裂、出血、疱疹；②口腔黏膜颜色、完整性，有无溃疡、疱疹、出血、脓液、白斑；③牙齿的数量，有无假牙、龋齿等；④牙龈颜色，有无溃疡出血、肿胀、萎缩；⑤舌的颜色、湿润性，有无溃疡、肿胀、舌苔；⑥腭部、悬雍垂、扁桃体的颜色，有无肿胀、化脓；⑦口腔气味、pH

告知
操作目的、方法、必要的配合
口腔评估情况
口腔疾病预防知识

准备
(1) 操作者：洗手、戴口罩
(2) 环境：清洁、舒适
(3) 用物：棉球、止血钳、镊子、压舌板、治疗巾、生理盐水、手电筒、漱口水、吸管、昏迷患者备开口器
(4) 患者：仰卧位或半坐卧位，头偏一侧

要点说明

至少同时使用两种患者身份识别方式

有无烦躁、焦虑紧张、能否配合操作

实施

清醒合作者：核对→放好治疗巾及弯盘→清点棉球→湿润患者口唇→检查患者口腔黏膜有无出血、破溃→嘱患者咬合上下齿→用压舌板轻轻撑开左侧颊部，由内向外纵行擦洗→换棉球同样方式擦洗右侧→嘱患者张口，棉球①擦洗左上内侧面→棉球②左上咬合面→棉球③左下内侧面→棉球④左下咬合面→棉球⑤弧形擦洗左侧颊部→棉球⑥右上内侧面→棉球⑦右上咬合面→棉球⑧右下内侧面→棉球⑨右下咬合面→棉球⑩弧形擦洗右侧颊部→棉球⑪洗硬腭→棉球⑫擦洗舌面→棉球⑬擦洗舌下→清点棉球→协助患者漱口→检查口腔→撤治疗巾、弯盘→为患者擦净面部→协助患者取舒适体位→按医疗垃圾分类处理用物→洗手

昏迷、不合作、牙关紧闭者：放置开口器，打开并固定；借助手电筒光线评估口腔情况并取下义齿；操作程序同清醒患者

(1) 使患者安全、舒适
(2) 擦拭动作轻柔，无口腔黏膜损伤
(3) 放置开口器方法为：从臼齿处放入
(4) 操作过程中注意观察患者一般情况
(5) 棉球湿度合适，避免引起误吸
(6) 义齿浸泡于专用溶液或冷水内

评价

患者口唇润泽，感到清洁、舒适、无刺激，口腔卫生得到改善，口腔黏膜完整。异常情况得到及时、正确的处理
患者/家属获得口腔卫生方面的知识和技能

观察记录
口腔情况
使用口腔护理液名称，异常情况的处理及效果
操作时间和操作者姓名

图 5-1　口腔护理操作流程

【评分标准】

具体见表 5-1。

表 5-1　口腔护理评分标准

姓名：　　　　　所在科室：　　　　　主考老师：　　　　　考核日期：

	项目	分值	扣分细则	扣分	得分
操作前	操作者仪表	4	着装不规范 未洗手	−2 −2	
	核 对	3	医嘱、患者	少一项 −1	
	评估	6	(1) 患者年龄、病情、合作能力 (2) 口腔情况：口唇口腔黏膜、牙齿、牙龈、舌、腭部、口腔气味等	少一项 −1	

续 表

	项目	分值	扣分细则	扣分	得分
操作前	告知	3	操作目的、方法及必要的配合,口腔评估情况、口腔疾病预防等	少1项 -1	
	用物准备	4	少1件	各 -1	
操作过程	安全、舒适	5	未注意安全及未协助患者取合适体位	各 -2.5	
	清醒合作者	50	未铺巾 未放弯盘或位置不对 未湿润患者口唇 压舌板使用方法不对 夹棉球方法不正确 棉球湿度不合适 擦洗方法不对 顺序乱 舌面擦洗方法不正确 清洗不干净 未清点棉球 未再次漱口 口腔溃疡、出血、口唇干裂处理不正确 动作不轻柔,损伤黏膜	-2 -2 -2 -3 -4 -4 -5 -5 -4 -3 -3 -2 -2 -4	
	昏迷、不合作、牙关紧闭者		未放置开口器或位置不正确 开口器打开和固定不正确 未评估口腔,未取义齿浸泡于专用溶液或冷水中 其余流程同清醒者	-4 -4 -2	
	整理	5	未协助患者取舒适体位 用物未分类放置 未洗手	-2 -1 -2	
	观察与记录	5	口腔情况、效果、异常情况处理、操作时间及签名	少1项 -1	
评价	态度 沟通	4	态度不认真 沟通技巧不佳	-2 -2	
	整体性 计划性	6	整体性欠佳 计划性欠佳	-2 -2	
	相关知识	5	相关知识不熟悉	各 -1	
总分		100		累计	

【指导内容】

1. 正确选择和使用口腔清洁用具。

2. 采用正确的刷牙方法。

3. 正确使用牙线。

【注意事项】

1. 操作时动作轻柔，尤其是凝血功能差的患者，以免损伤口腔黏膜和牙龈。

2. 昏迷患者棉球不宜过湿，禁忌漱口，以免引起误吸。

3. 擦洗时注意棉花不能遗漏在口腔里，一个棉球擦洗一个面。

4. 牙关紧闭者使用开口器，从臼齿处放入。

5. 有活动性义齿应取下，放入冷开水中。

6. 对长期应用抗生素者，应观察口腔黏膜有无真菌感染。

7. 根据病情选择漱口液。如患者牙垢过多或全口牙齿脱落，口腔有溃疡者酌情准备棉球数量。

8. 操作前后应清点棉球数量。

9. 传染病患者的用物需按消毒隔离原则进行处理。

【相关理论知识】

口腔消毒溶液的选择应注意以下几点。

1. 生理盐水或复方硼酸稀释液　清洁口腔，预防感染。

2. 1% ~ 3% 过氧化氢溶液　防腐、防臭，适用于口腔感染，有溃烂、坏死组织者。

3. 1% ~ 4% 碳酸氢钠溶液　属碱性溶液，适用于真菌感染。

4. 0.02% 氯己定溶液　清洁口腔，广谱抗菌。

5. 0.02% 呋喃西林溶液　清洁口腔，广谱抗菌。

6. 0.1% 醋酸溶液　适用于铜绿假单胞菌感染。

7. 2% ~ 3% 硼酸溶液　酸性防腐溶液，有抑制细菌的作用。

8. 0.08% 甲硝唑溶液　适用于厌氧菌感染。

9. 0.2% 氯己定溶液及 0.1% 西吡氯铵漱口液　适用于气管内插管患者的口腔护理。

二、气管插管患者口腔护理

【目的】

1. 防止口腔、口咽和气管被气管导管或气囊损伤。

2. 保持口腔清洁，预防感染或呼吸机相关性肺炎等并发症。

3. 观察口腔内的变化，提供病情变化的信息。

4. 促进通气。

5. 保证患者舒适。

【操作流程】

具体见图 5-2。

操作流程	要点说明
核对 医嘱、患者床号、姓名、年龄	至少同时使用两种患者身份识别方式
评估 (1) 患者意识、病情、合作能力、凝血功能、吞咽功能、痰培养结果 (2) 气管导管插入深度和固定方法 (3) 口腔情况	(1) 有无躁动、焦虑紧张、能否配合操作。躁动患者，不合作、困难插管、应用胶布或专用气管插管固定套固定插管的患者，经鼻腔气管插管者，建议由两名护士操作 (2) 气囊压力保持在 25cmH_2O 以上 (3) 根据患者凝血功能选择合适清洁工具
告知 操作目的和步骤 操作中配合方法	(1) 口腔护理前先清理患者呼吸道及口腔内分泌物 (2) 口腔溃疡疼痛明显者，操作前予 0.5% ～ 1% 利多卡因含漱
准备 操作者：洗手、戴口罩 环境：清洁、舒适 用物：根据病情选择合适的口腔护理液，根据评估结果准备清洁工具：①负压式吸引牙刷（如无，可备软毛牙刷和口腔吸水管），水杯（温开水），20ml注射器，吸水管，治疗巾，吸引用物；②棉球清洗者与普通口腔护理备物相同。必要时备开口器、压舌板、液状石蜡、棉签、纱块、白扁带，气管插管固定胶布 患者：病情允许取坐位或半坐卧位，头偏一侧或侧卧位	(1) 使患者安全、舒适 (2) 负压式吸引牙刷（如无，可用口腔吸水管）连接负压吸引，负压式吸引牙刷（如无，可用软毛牙刷）蘸取护理液刷牙，顺序为牙齿、咬合面牙龈、舌面、硬腭、颊部、导管，从对侧至近侧。①牙刷与牙齿成45°，上下轻刷，每次刷牙2 ～ 3min。②动作轻柔，避免损伤牙龈及黏膜。③操作时先将导管移至近侧，清洁对侧，后将导管移至对侧，清洁近侧。④操作过程中观察患者生命体征，有无呛咳、恶心呕吐等。⑤刷牙完毕，用20ml注射器吸温开水冲洗口腔，负压式吸引牙刷可直接边刷牙边吸引。⑥软毛牙刷刷牙需要口腔冲洗管边冲洗边吸引，避免误吸 (3) 应用棉球擦洗口腔的，按照普通口腔护理方法进行擦洗

实施
(1) 检查气囊有无漏气
(2) 颌下铺治疗巾，置弯盘，取出牙垫，检查口腔情况
(3) 湿润口唇，擦洗牙齿、口腔黏膜、舌部、气管导管
(4) 清洗面部，处理口腔疾病，涂药，液状石蜡或润唇膏润唇
(5) 固定牙垫及气管导管
(6) 协助患者取舒适体位，符合病情要求
(7) 整理用物，分类处理垃圾

评价
患者口唇润泽，感到清洁、舒适、无刺激，口腔卫生改善，口腔黏膜完整。异常情况得到及时、正确的处理

观察记录
观察患者一般情况，口腔黏膜情况
使用的口腔护理液名称，异常情况的处理及效果
操作时间和操作者姓名

图 5-2　气管插管患者口腔护理操作流程

【评分标准】

具体见表 5-2。

表 5-2　气管插管患者口腔护理评分标准

姓名：　　　　　所在科室：　　　　　主考老师：　　　　　考核日期：

	项目	分值	扣分细则	扣分	得分
操作前	操作者仪表	4	着装不规范 未洗手	-2 -2	
	核对	4	医嘱、床号、患者姓名、年龄	少一项 -1	
	评估	6	患者病情、意识、合作能力、凝血、吞咽功能 气管导管插入深度和固定方法	少一项 -1	
	告知	3	操作目的、步骤及操作中配合方法	少一项 -1	
	用物准备	4	少 1 件	各 -1	

项目		分值	扣分细则	扣分	得分
操作过程	安全、舒适	4	未注意安全 未协助患者取合适体位	−2 −2	
	检查	10	未检查气囊有无漏气 未铺巾 未放弯盘或位置不对 未取出牙垫 未检查口腔	−2 −2 −2 −2 −2	
	擦洗	负压式吸引牙刷刷牙（或软毛牙刷＋口腔吸水管刷牙）	40	未湿润患者口唇 负压式吸引牙刷未连接负压 未边刷牙边吸引或边冲洗边吸引 刷牙方法不对 未刷气管导管 顺序乱 未观察患者生命体征 口腔溃疡、出血、口唇干裂处理不正确 动作不轻柔，损伤黏膜 牙垫、气管导管固定方法不对 气管导管滑脱	−2 −3 −3 −3 −3 −3 −3 −3 −3 −4 −10
		棉球擦洗者		未湿润患者口唇 夹棉球方法不正确 棉球湿度不合适 未清点棉球 余同负压式吸引牙刷刷牙	−2 −2 −2 −2
	整理	5	未协助患者取舒适体位 用物未分类放置 未洗手	−2 −1 −2	
	观察与记录	5	口腔情况、效果、异常情况处理、操作时间及签名	少1项 −1	
评价	态度 沟通	4	态度不认真 沟通技巧不佳	−2 −2	
	整体性 计划性	6	整体性欠佳 计划性欠佳	−2 −2	
	相关知识	5	相关知识不熟悉	各−1	
总分		100		累计	

【指导内容】

1. 向患者和家属解释气管插管口腔护理对于预防感染的重要性。

2. 清醒患者指导患者充分暴露口腔以利于操作。

3. 解释留置气管导管期间患者不能讲话，要通过写字板、宣传图册等其他的方式沟通。

4. 向患者及家属解释患者的双手可能会被制动以防止意外脱管。

【注意事项】

1. 口腔护理前，检查气囊压力，保证气囊压力适宜，以防口腔分泌物逆流至下呼吸道造成肺部感染。

2. 躁动患者适当约束或应用镇静药。至少两名护士同时完成，由一名护士固定好气管插管，防止导管滑脱。

3. 固定导管前，检查气管导管插入深度是否准确。

4. 口腔护理时注意观察口腔的气味及黏膜的变化。

5. 操作时动作轻柔，尤其是凝血功能差的患者，以免损伤口腔黏膜和牙龈。

6. 棉球不宜过湿，禁忌漱口，以免引起误吸。

7. 如患者牙垢过多或全口牙齿脱落，口腔有溃疡者酌情准备棉球数量。

8. 擦洗时注意棉花不能遗漏在口腔里，一个棉球擦洗一个面，操作前后应清点棉球数量。

9. 根据病情选择漱口液。

10. 传染病患者的用物需按消毒隔离原则进行处理。

【相关理论知识】

口腔消毒溶液的选择应注意以下几点。

1. 生理盐水或复方硼酸稀释液　清洁口腔，预防感染。

2. 1%～3%过氧化氢溶液　防腐、防臭，适用于口腔感染，有溃烂、坏死组织者。

3. 1%～4%碳酸氢钠溶液　属碱性溶液，适用于真菌感染。

4. 0.02%氯己定溶液　清洁口腔，广谱抗菌。

5. 0.02%呋喃西林溶液　清洁口腔，广谱抗菌。

6. 0.1%醋酸溶液　适用于铜绿假单胞菌感染。

7. 2%～3%硼酸溶液　酸性防腐溶液，有抑制细菌的作用。

8. 0.08% 甲硝唑溶液　适用于厌氧菌感染。

9. 0.2% 氯己定溶液及 0.1% 西吡氯铵漱口液　适用于气管内插管患者的口腔护理。

三、床上洗头

【目的】

1. 帮助不能进行沐浴的患者保持头发清洁、美观，让其感觉舒适。

2. 去除头皮屑和污物，清洁头发，减少感染机会。

3. 按摩头皮，促进头部血液循环及头发的生长代谢。

4. 促进患者舒适，增进身心健康，建立良好的护患关系。

【操作流程】

具体见图 5-3。

操作流程	要点说明

核对
医嘱、患者床号、姓名、年龄 至少同时使用两种患者身份识别方式

评估
(1) 患者病情、意识、合作和耐受能力
(2) 是否能取平卧位、头部及颈部是否有伤口及管道
(3) 患者的个人卫生习惯
(4) 头发和周围皮肤的清洁度，头皮有无瘙痒、感染、破损等
(5) 患者及家属对接受洗头的程度、合作程度

(1) 有无烦躁、焦虑紧张、能否配合操作
(2) 过于虚弱、病情不稳定、颅脑损伤急性期、头皮伤口愈合者暂不进行洗头
(3) 颈椎损伤或颈椎手术患者，待颈椎稳定性恢复后再洗头
(4) 如有管道患者，需评估管道固定情况

告知
(1) 洗头的目的及过程
(2) 患者配合的方法

准备
(1) 用物：①护理车上层：大、小毛巾各一，小橡胶单、干净上衣、治疗盘（小纱布、胶布、非脱脂棉球、洗发液及梳子、夹子或别针、水温计、电吹风、量杯）、速干手消毒液。②护理车下层：洗头器、弯盘、温水、污水桶
(2) 环境：室温调到 22℃以上
(3) 协助患者排空大小便

(1) 尽量按照患者的习惯或患者头发性质选择洗头液
(2) 温水温度为 40 ～ 45℃
(3) 冬天注意关闭门窗，夏天勿在空调风口下进行操作，避免受凉

实施

(1) 患者取斜角仰卧或取仰卧位，屈膝，去除床头板

(2) 洗头前：松开衣领、反折，小毛巾围于颈上、固定；移枕→铺小橡胶单及大毛巾于枕上→置洗头器→放污水桶→耳朵塞棉球、纱布遮眼（必要时）或嘱患者闭眼

(3) 洗头：松发、梳顺；试水温→湿发→涂擦洗发液→揉搓→梳头→温水冲洗干净（按需要重复清洁，保证头发清洁干净）

(4) 洗头后：去除棉球、纱布；用围颈小毛巾包裹头发→撤除洗头器；协助患者平卧于床的正中→移枕于头部；擦干面部、头发，及时吹干头发和梳理头发、整理衣领；撤大毛巾、小橡胶单

(5) 整理用物，必要时为患者更衣

(6) 协助患者取舒适卧位

(7) 头部按摩：选择木梳（或手指）梳头。用五根手指从前额开始往后捋，用力稍重

(1) 使患者安全、舒适

(2) 用指尖指腹部揉搓头皮和头发，力度适中，避免抓伤头皮

(3) 动作敏捷轻柔，协调、省力

(4) 洗头过程中，保持衣服、床单位清洁干燥

(5) 防止水流入耳、眼内，避免沾湿衣服及床单

(6) 洗头过程中注意观察患者一般情况

(7) 及时擦干或吹干头发，避免受凉

(8) 有虱子者及时给予灭虱处理，避免药液沾污患者颜面

记录

(1) 患者的头发和皮肤情况

(2) 患者的反应及护理后的效果

图 5-3　床上洗头操作流程

【评分标准】

见表 5-3。

表 5-3　床上洗头评分标准

姓名：　　　　　所在科室：　　　　　主考老师：　　　　　考核日期：

项目		分值	扣分细则	扣分	得分
操作前	操作者仪表	2	着装不规范 未洗手	-2 -2	
	核对与评估	6	未使用两种患者身份识别方式进行核对 未评估患者的病情、意识及合作程度 未评估体位、头部及颈部是否有伤口及管道情况 未评估患者的个人卫生习惯 未评估头发和周围皮肤的清洁度及头皮情况 未评估患者及家属对接受洗头的程度、合作程度	少一项 -1	
	告知	4	未解释床上洗头的目的及过程 未指导患者或家属配合方法排空大小便	各 -2	

续　表

	项目	分值	扣分细则	扣分	得分
操作前	准备	7	少1件 放置乱	少1项 -1	
操作过程	安全、舒适	4	未协助患者取舒适体位 未妥善固定患者管道 未保护患者隐私 未关门窗、未调节室温	各 -1	
	实施	55	枕头放置位置不舒适 洗头器放置方法不对 未铺橡胶单或大毛巾 未围小毛巾 耳朵未塞棉球 操作过程沾湿衣服或床单位，或打湿地面 操作过程中水流入耳朵或眼睛 操作手法不够轻柔或抓伤患者头皮 操作过程未观察患者一般情况 洗发液未冲洗干净 头发清洁度不够 未擦干或吹干头发 未梳头或按摩头部 未更换沾湿衣物 操作不熟练 操作过程造成管路滑脱	-2 -2 -2 -2 -2 -4 -3 -4 -4 -3 -3 -3 -2 -3 -6 -10	
	整理	8	未协助患者取舒适体位 未整理床单位 污物乱放、用物遗留于病床 物品未分类放置、未洗手、未记录	-2 -2 -2 -2	
评价	态度 沟通	4	态度不认真 沟通技巧不佳	-2 -2	
	整体性 计划性	6	整体性欠佳 计划性欠佳	-3 -3	
	相关知识	4	相关知识不熟悉	各 -1	
	总分	100		累计	

【指导内容】

1.告知患者床上洗头的目的和配合要点。

2. 告知患者操作中如有不适及时通知护士。

【注意事项】

1. 洗头过程中，应为患者保暖，注意观察患者的病情变化，如面色、脉搏、呼吸的改变，如有异常立即停止洗头，并及时报告医生，并遵医嘱予以处理。

2. 操作中保持患者体位舒适，保护伤口及各种管路。

3. 洗头过程中防止水流入耳，眼，保持患者的眼睛、耳内、衣服及床上用品不湿水。

4. 保持地板干燥，以防患者跌倒。

5. 过于虚弱、病情不稳定、颅脑损伤急性期、头皮伤口愈合者暂不进行洗头。

6. 颈椎损伤或颈椎手术患者，待颈椎稳定性恢复后再洗头。

7. 护士为患者洗头时，应运用人体力学原理，身体尽量靠近床边，保持良好的姿势，避免疲劳。

【相关理论知识】

1. 头发打结时　可以使用 30% 乙醇辅助梳理。

2. 除虱处理　常用药液为 30% 含酸百部酊剂：取百部 30g 放入瓶中，加 50% 乙醇 100ml（或 65 度白酒 100ml），再加入纯乙酸 1ml 盖严，48h 后即制得此药。

30% 百部含酸煎剂：取百部（干品）30g，加水 500ml 煎煮 30min，以双层纱布过滤，将药渣中的药液挤出。将药渣再加水 500ml 煎 30min，再以双层纱布过滤，挤出药液。将两次煎得的药液合并，浓缩至 100ml，冷却后加入纯乙酸 1ml，即制得 30% 百部含酸煎剂。如无乙酸，可用食醋代替，纯乙酸 1ml 相当于市售食醋 30ml。

四、床上擦浴

【目的】

1. 帮助不能进行沐浴的患者保持身体的清洁舒适。

2. 减少护理并发症的发生。

3. 增加患者及家属对操作过程的满意度。

4. 物理降温。

【操作流程】

具体见图 5-4。

操作流程   要点说明

核对
医嘱、患者姓名、年龄、手腕带信息

评估
(1) 患者病情、意识、移动能力、皮肤的感觉功能和完整性等
(2) 各种引流管情况

(1) 病情不稳定者不宜擦浴
(2) 危重、大手术后患者擦浴至少每天 1 次，出汗多，大小便失禁者、伤口渗液多时应根据情况增加擦浴的次数
(3) 意识 / 精神障碍，身体移动缺乏、不能自行翻身的患者需要多人进行协助擦浴

告知
(1) 操作的目的、方法和必要的配合
(2) 贵重物品妥善放置

准备
(1) 操作者：七步洗手
(2) 环境：调节合适的病房温度（22℃以上）；拉好床帘或者设置屏风；适合的水温（40～45℃）
(3) 用物：盆、桶、擦浴的用物、水温计、清洁的衣裤，必要时备润肤霜
(4) 妥善固定各种引流管

(1) 物理降温者准备 50% 乙醇
(2) 注意保护患者隐私
(3) 协助患者排空大小便或更换尿片
(4) 关闭门窗，避免受凉

实施
(1) 脱去衣裤，按照从头颈面部、四肢、胸部、腹部、背部、会阴部、足部顺序进行清洁
(2) 湿毛巾擦洗至沐浴露彻底清洁干净，浴巾擦干
(3) 检查全身皮肤情况，按照医嘱涂抹药物，皮肤干燥者涂抹润肤露，避免污染衣物
(4) 穿衣裤，妥善固定引流管
(5) 协助修剪指甲、梳头
(6) 协助取舒适体位
(7) 擦浴过程中观察一般情况，如病情变化暂时停止

(1) 脱衣裤顺序为：先近侧后远侧，或先健侧后患肢
(2) 擦洗顺序为：由上至下，由前到后、由近到远、根据患者当时情况决定
(3) 对于危重患者，尽量减少翻动和暴露，以防受凉和不适
(4) 擦洗完毕，可在全身骨突处给予按摩
(5) 涂药或涂抹润肤露时，避免污染衣物
(6) 按照与脱衣裤相反的顺序为患者穿上清洁的衣裤

图 5-4 床上擦浴操作流程

【评分标准】

具体见表 5-4。

表 5-4　床上擦浴评分标准

姓名：　　　　　所在科室：　　　　　主考老师：　　　　　考核日期：

项目		分值	扣分细则	扣分	得分
操作前	操作者仪表	4	着装不规范 未进行七步洗手或洗手顺序错误	−2 −2	
	核对	3	患者姓名、年龄、手腕带信息、床头卡信息	各 −1	
	评估	6	患者病情及自理能力、合作程度、皮肤情况、管道情况、心理状态	各 −1	
	告知	3	操作的目的、方法及必要的配合 贵重物品妥善保管	各 −1	
	用物和环境准备	5	少 1 件、放置乱、环境不符合要求 室温、水温不符合要求	各 −1	
操作过程	安全舒适	6	未注意患者安全、保暖；未协助者舒适体位	各 −2	
	擦浴	38	未垫大毛巾、擦洗手法不正确 擦洗顺序错误、皮肤皱褶处未擦洗干净 穿、脱衣裤方法不正确、未观察病情，未询问患者感受	各 −3 各 −8	
	整理	10	未整理床单、未协助患者取舒适体位、未进行分类放置、遗留用物在病房、污物乱放	各 −2	
	观察与记录	5	观察病情、异常情况，给予处理	各 −2	
评价	态度、沟通	4	态度不认真、沟通技巧欠佳	各 −2	
	整体性 计划性 操作时间 20min	16	整体操作不流畅 无计划性 顺序颠倒 超时操作	各 −4	
总分		100		累计	

【指导内容】

1. 如患者清醒，安抚患者不要紧张，指导其主动配合完成。

2. 擦浴完后饮用温水。

3. 擦浴完不要吹风，注意保暖。

【注意事项】

1. 协助患者脱上衣，先协助患者脱下近侧或健侧的衣袖。

2. 协助患者穿上衣，先协助患者穿上远侧或患侧或输液侧衣袖，使患者侧身面向护士，将背部衣服整理后，再嘱患者平卧，协助其穿上近侧或者健侧的衣袖。

3. 患侧或输液侧活动困难，先穿后脱可以减少患侧牵拉与活动程度，避免疼痛和影响治疗，同时也可以使护士操作省力。

【相关理论知识】

1. 床上擦浴指在病床上为不能进行沐浴的患者保持身体皮肤与黏膜的清洁与舒适。护士通过对患者病情、移动能力、皮肤完整性、感觉功能等方面的评估，判断患者病情，根据护理问题选择有针对性的护理措施。

2. 床上擦浴室温在 22℃以上，擦浴水温在 40～45℃。

3. 酒精擦浴浓度为 50% 乙醇。

4. 擦浴顺序为由上至下，由前到后，由近到远，或者根据患者当时情况决定。

五、预防压疮

【目的】

1. 维持皮肤完整。

2. 预防感染。

【操作流程】

具体见图 5-5。

操作流程 　　　　　　　　　　　　　　　　　　要点说明

```
核对
医嘱、患者姓名、年龄、手腕带信息
```

```
评估
(1) 患者病情、意识、活动能力及合作程度
(2) 压疮评分
(3) 患者营养及皮肤情况，有无大小便失禁
```

```
告知
患者/家属压疮预防的重要性、措施和方法
```

准备
(1) 操作者：七步洗手
(2) 环境：提供安静舒适的病区环境

↓

实施
(1) 减轻患者局部压力
(2) 减少和避免摩擦力和剪切力
(3) 预防性皮肤护理
(4) 改善患者的营养状况
(5) 做好患者和照护者的健康教育
(6) 固定管道
(7) 预防手术患者发生压疮

↓

观察与记录
填写压疮护理记录单

→

(1) 原则上 2～4h 更换 1 次体位，使用减压垫可延长至 4h，变换体位时避免拖拽身体
(2) 坐轮椅者宜 15～30min 抬臀 1 次
(3) 床上体位基本上采取 30° 的侧卧位
(4) 使用可分散压力的工具，如减压装置、气垫、各种敷料
(5) 骨突处用敷料减少摩擦力的机械损伤，泡沫敷料可以用于使用呼吸机的患者面部，也可用于切管切开处
(6) 无特殊体位要求者，床头抬高应在 30° 以下
(7) 按规范处理潮湿的皮肤
(8) 压疮高风险的做好交接班
(9) 不要剧烈摩擦皮肤
(10) 预防皮肤干燥，合理使用润肤霜
(11) 关注患者营养状态及压疮风险程度
(12) 告知患者及家属发生压疮的危险因素及预防措施，指导功能锻炼
(13) 正确摆放管道，预防管道压迫
(14) 使用压力分布的减压装置，防止手术压疮

图 5-5　预防压疮操作流程

【评分标准】

具体见表 5-5。

表 5-5　预防压疮评分标准

姓名：　　　　所在科室：　　　　主考老师：　　　　考核日期：

项目		分值	扣分细则	扣分	得分
操作前	操作者仪表	4	着装不规范、未洗手	各 -2	
	核对	3	医嘱、床号、患者姓名	少 1 项 -1	
	评估	6	伤口大小、深度、潜行深度、组织的形态、渗出液颜色、量，伤口周围皮肤或组织	少 1 项 -1	
	告知	3	患者或家属压疮治疗护理的重要性、措施和方法	少 1 项 -1	
操作过程	患者安全	5	未注意安全	-2	
	怀疑深层组织损伤	54	未增加翻身次数 压疮部位受潮湿或排泄物刺激或摩擦 未按摩受压部位 未采取相关治疗措施	-4 -4 -4 -4	

项目		分值	扣分细则	扣分	得分
操作过程	Ⅰ期	54	未增加翻身次数 压疮部位受潮湿或排泄物刺激或摩擦 未按摩受压部位 未采取相关治疗措施	−4 −4 −4 −4 −4	
	Ⅱ期		未增加翻身次数 压疮部位受潮湿或排泄物刺激或摩擦 未按摩受压部位 未采取相关治疗措施 未采取措施防小水疱破裂 大水疱未处理	−4 −4 −4 少1项 −2 −4	
	Ⅲ期和Ⅳ期		压疮部位未采取防受压措施 局部未涂擦碘伏 无引流 创面未清创换药处理	−4 −4 −4 −4	
	无法分期		未采取措施防疮面受压 未去除坏死组织、无引流 未按时换药 操作时未注意无菌观念	−4 −4 −4 −4	
	整理	5	未协助患者取舒适体位 未洗手	−2 −2	
	观察与记录	5	患者病情、治疗，压疮情况，压疮的治疗方法、次数、伤口及周围组织情况	少一项 −1	
评价	态度、沟通	4	态度不认真、沟通技巧不佳	各 −2	
	整体性 计划性	6	整体性欠佳 计划性欠佳	−2 −2	
	相关知识	5	相关知识不熟悉	各 −1	
总分		100		累计	

【指导内容】

1. 更换体位原则上每 2 小时变换 1 次，使用有效减压床垫后可延长至 4h 变换 1 次。

2. 坐轮椅者宜 15～30min 抬臀 1 次。

3. 评估患者使用减压工具。如气垫床、各种敷料、减压装置等。

4. 关注患者营养状况。

【注意事项】

1. 评估压疮发生的风险，运用 Braden 危险评估表进行风险评估，根据风险的程度给予不同的预防措施。

2. 选择评估的时机和频率。高危患者入院 2h 进行初次评估，病情危重者每日，甚至每班都要评估，长期护理的患者第 1 次评估后，第 1 个 4 周内每周评估 1 次，之后每月评估 1 次。

3. 压疮风险评估值达到危险临界值时，将列入交接班内容。

【相关理论知识】

1. 压疮　又称压力性溃疡，是局部皮肤及皮下组织的损伤，通常在骨隆突处。由于受到压力或者压力加上剪切力和摩擦力的组合而引起。压疮的发生与多种因素有关。

2. 评估压疮必须按"一问、二视、三查"的方法进行　①一问：询问患者或者家属其原发病持续时间及治疗效果、询问日常饮食结构、每日饮食量、每日二便排泄状况。②二视：观察患者对疼痛刺激的反应，观察二便控制情况，观察意识、瞳孔变化，观察患者半卧位或坐轮椅时有无下滑现象。③三查：检查患者皮肤温度觉、痛觉及其弹性、潮湿度及肢体在平面上的移动能力和空间范围的活动能力。

第6章 冷疗与热疗技术

一、中药湿热敷技术

【目的】

中药湿热敷技术是将中药煎汤或用其他溶媒浸泡，根据治疗需要选择常温或加热，然后将用中药浸泡过的敷料敷于患处，通过疏通气机、调节气血、平衡阴阳，达到疏通气机、清热解毒、消肿止痛的一种操作方法。

【操作流程】

具体见图 6-1。

操作流程   要点说明

核对
基本信息，诊断、临床症状及操作部位

评估
(1) 病室环境
(2) 主要症状、局部皮肤情况、敷药面积
(3) 既往史、药物过敏史
(4) 对热的耐受程度

告知
(1) 湿热敷的目的、作用、时间、简单的操作方法及局部皮肤感觉，皮肤颜色改变
(2) 可能出现的并发症

准备
(1) 物品：治疗盘、换药包、38～43℃药液、水温计、纱布块，必要时备中单、屏风等
(2) 环境：温度适宜，必要时拉窗帘、屏风
(3) 患者：取合适体位，充分暴露湿热敷部位

实施
(1) 核对患者信息及治疗信息
(2) 测试药液温度
(3) 敷药部位下垫治疗巾
(4) 将敷料浸于 38～43℃药液中，拧干过多药液后敷于患处

(1) 必要时可根据患者皮肤情况用生理盐水棉球先清洁皮肤
(2) 及时更换敷料或频淋药液于敷料上，以保持热敷部位的湿度及温度，询问患者的感受，观察皮肤反应

整理
(1) 清洁皮肤
(2) 协助患者取舒适体位
(3) 整理床单位
(4) 清理用物

评价
(1) 观察局部症状、皮肤情况、询问患者感受
(2) 记录

图 6-1　中药湿热敷技术操作流程

【评分标准】

具体见表 6-1。

表 6-1　中药湿热敷技术评分标准

姓名：　　　　所在科室：　　　　主考老师：　　　　考核日期：

项目		分值	扣分细则	扣分	得分
操作前	操作者仪表	2	仪表端庄 戴表	-1 -1	
	核对	2	核对医嘱	-2	
	评估	6	主要症状 既往史 过敏史 是否妊娠	少 1 项 -1	
			患者对热的耐受程度 局部皮肤情况		
	告知	4	解释目的 操作方法 局部感受 取得患者配合	-1 -1 -1 -1	

项目		分值	扣分细则	扣分	得分
操作前	用物准备	6	洗手 戴口罩	−1 −1	
			备齐并检查用物	−4	
	环境与患者准备	5	病室整洁，光线明亮，温度适宜 协助患者取舒适体位 暴露湿热敷部位 注意保暖和保护患者隐私	−2 −1 −1 −1	
操作过程	湿热敷	42	核对医嘱	−2	
			测试药液温度，看水温计方法错误 将敷料浸于38～43℃药液中 拧干后敷于患处	−4 −4 −4	
			及时更换敷料或频淋药液于敷料上 保持热敷部位的湿度及温度，持续20～30min	−3 −3	
			询问患者感受 注意保暖 保护患者隐私	−4 −2 −2	
			观察局部皮肤	−4	
			告知相关注意事项：局部皮肤出现水疱、痒痛或破溃及时通知护士；中药可致皮肤着色，数日后可自行消退	−3 −3	
			洗手 再次核对	−2 −2	
	去除热敷	12	撤除敷料 观察 清洁皮肤	−2 −2 −2	
			协助患者取舒适体位 整理床单位	−2 −2	
			洗手 再次核对	−1 −1	
操作后	处理	5	用物按《医疗机构消毒技术规范》处理	−2	
			洗手	−1	
			记录	−2	

续 表

项目		分值	扣分细则	扣分	得分
评价	流程 熟练度 对患者观察	6	流程合理 技术熟练 询问患者感受	-2 -2 -2	
	相关知识	10	中药湿热敷的适应证	-5	
			中药湿热敷的注意事项	-5	
总分		100		累计	

【指导内容】

1. 湿热敷时间为 20 ～ 30min。

2. 如皮肤感觉不适，如过热、瘙痒等，及时告知护士。

3. 中药可致皮肤着色，数日后可自行消退。

【注意事项】

1. 外伤后患处有伤口或有皮肤急性传染病等患者忌用中药湿热敷技术。

2. 湿敷液应现配现用，注意药液温度，防止烫伤。

3. 治疗过程中观察局部皮肤反应，如出现水疱、痒痛或破溃等症状时，应立即停止治疗，并报告医师。

4. 注意保护患者隐私并保暖。

【相关理论知识】

中药湿热敷技术适用于软组织损伤，骨折愈合后肢体功能障碍，肩、颈、腰腿痛，膝关节痛，类风湿关节炎，强直性脊柱炎等。

二、酒精擦浴

【目的】

为高热患者降温。

【操作流程】

具体见图 6-2。

操作流程

要点说明

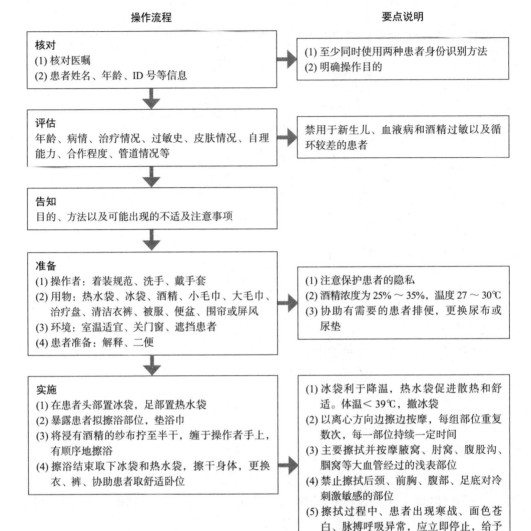

核对

(1) 核对医嘱
(2) 患者姓名、年龄、ID 号等信息

(1) 至少同时使用两种患者身份识别方法
(2) 明确操作目的

评估

年龄、病情、治疗情况、过敏史、皮肤情况、自理能力、合作程度、管道情况等

禁用于新生儿、血液病和酒精过敏以及循环较差的患者

告知

目的、方法以及可能出现的不适及注意事项

准备

(1) 操作者：着装规范、洗手、戴手套
(2) 用物：热水袋、冰袋、酒精、小毛巾、大毛巾、治疗盘、清洁裤裤、被服、便盆、围帘或屏风
(3) 环境：室温适宜、关门窗、遮挡患者
(4) 患者准备：解释、二便

(1) 注意保护患者的隐私
(2) 酒精浓度为 25% ~ 35%，温度 27 ~ 30℃
(3) 协助有需要的患者排便，更换尿布或尿垫

实施

(1) 在患者头部置冰袋，足部置热水袋
(2) 暴露患者拟擦浴部位，垫浴巾
(3) 将浸有酒精的纱布拧至半干，缠于操作者手上，有顺序地擦浴
(4) 擦浴结束取下冰袋和热水袋，擦干身体，更换衣、裤、协助患者取舒适卧位

(1) 冰袋利于降温，热水袋促进散热和舒适。体温 < 39℃，撤冰袋
(2) 以离心方向边擦边按摩，每组部位重复数次，每一部位持续一定时间
(3) 主要擦拭并按摩腋窝、肘窝、腹股沟、腘窝等大血管经过的浅表部位
(4) 禁止擦拭后颈、前胸、腹部、足底对冷刺激敏感的部位
(5) 擦拭过程中，患者出现寒战、面色苍白、脉搏呼吸异常，应立即停止，给予保暖等处理
(6) 擦拭过程不宜超过 20min

图 6-2 酒精擦浴操作流程

【评分标准】

具体见表 6-2。

表 6-2　酒精擦浴评分标准

姓名：　　　　　所在科室：　　　　　主考老师：　　　　　考核日期：

项目		分值	扣分细则	扣分	得分
操作前	操作者仪表	4	着装不规范 未洗手	−2 −2	
	评估	3	评估患者病情、意识、皮肤情况、过敏情况、合作程度等	少一项 −1	
	用物准备	3	用物少 1 件 用物放置乱 环境准备不合适 未解释、未问二便或需求	少一项 −1 −1	
操作过程	实施	40	拭浴前未置冰袋于头部 拭浴无条理性，顺序乱 在大动脉处无停留 各种管道未固定、不通畅，脱管 穿脱衣服方法不正确	少一项 −8 −8 −8	
	观察	10	未观察病情 未及时复测体温 未注意保暖	−4 −3 −3	
	整理	5	未整理床单位 未协助患者取舒适体位 污物乱放、用物遗留于病床 物品未分类放置、未洗手、未记录	−1 −1 −1 −2	
	相关知识	5	相关知识不熟悉	各 −1	
效果评价	操作效果	10	未达到酒精擦浴的目的 未关注患者的感受	−7 −3	
	整体性 态度 计划性 条理性 熟练程度 效率 沟通指导	15	整体性欠佳 态度不端正 计划性不强 条理性欠佳 操作欠熟练 速度慢 沟通欠佳或指导不全面	−2 −2 −2 −2 −2 −5	
	安全 舒适	5	未注意患者安全 不符合功能体位、不舒适	−2 −3	
总分		100		累计	

【指导内容】

1. 酒精擦浴 30min 后测体温，体温降至 39℃以下时，取下冰袋。

2. 颈部两侧、腋窝、肘窝、腘窝、腹股沟处可稍作停留。

3. 酒精浓度为 25%～30%，温度 27～30℃。

4. 穿衣裤时先穿对侧后穿近侧，先患侧后健侧；脱衣裤时先近侧后对侧，先健侧后患侧。

【注意事项】

1. 酒精擦浴禁忌部位为后颈、心前区、腹部、足底、会阴。

2. 患者出现寒战、面色苍白、脉搏呼吸异常，应立即停止，给予保暖等相应措施，必要时通知医生。

3. 酒精擦浴禁用于新生儿、血液病和对酒精过敏的患者。

4. 酒精擦浴时，以拍拭（轻拍）方式进行，避免摩擦式，因摩擦生热。

【相关理论知识】

酒精擦浴是指利用酒精易挥发的特性，当酒精作用在皮肤时，迅速蒸发，能够吸收和带走机体大量的热，达到降温的目的。此外，酒精具有刺激皮肤血管扩张的作用，故其具有较强散热能力。

三、冰帽使用法

【目的】

1. 用于头部降温，降低脑细胞损害。

2. 防止脑水肿，降低脑细胞耗氧量。

【操作流程】

具体见图 6-3。

操作流程	要点说明
核对 (1) 医嘱 (2) 患者的姓名、年龄、ID 等信息	(1) 同时使用两种患者身份识别方式 (2) 了解冷疗的目的和部位
评估 (1) 患者年龄、意识、生命体征、活动能力、对冷的敏感性和耐受性，有无感觉迟钝、障碍等 (2) 头部皮肤的完整情况	

告知
操作过程中可能出现的不适、并发症及注意事项

→

(1) 冰帽的目的：用于头部降温，防止脑水肿，降低脑细胞的耗氧量
(2) 应特别强调冰帽不得直接接触患者皮肤

准备
(1) 用物：冰帽、冰块、毛巾或布套 (2) 检查冰帽有无破损和漏水 (3) 在冰帽内衬布或毛巾

实施
(1) 去枕，铺胶单及中单于患者头下 (2) 铺治疗巾于冰帽内，将患者头部置于冰帽内 (3) 在患者的两耳郭及枕、颈部放海绵垫 (4) 在患者肩下放小垫枕，排水管放于桶内 (5) 观察患者的反应和局部皮肤情况 (6) 用毕，将冰帽内冰水排空，倒挂，晾干，清洁后存放阴凉处备用

→

(1) 小垫枕放于患者肩下，有利于保持呼吸道通畅
(2) 为防止冰水流入耳道，用棉球塞住外耳道口
(3) 双眼不能闭合者，用凡士林纱条覆盖眼睛，以保护角膜
(4) 保持肛温在 33℃，不低于 32℃，以防发生心室颤动
(5) 观察患者有无出现寒战，当患者出现局部皮肤苍白、青紫、麻木时，须立即停止使用冰帽

观察与记录
(1) 患者的病情变化和生命体征 (2) 患者的体温、冰帽使用时间、局部皮肤情况 (3) 患者的反应，异常情况及处理措施和效果

→

(1) 降温后 30min 测量体温一次，及时向医生反馈患者体温变化，使用冰帽后的反应
(2) 注意观察患者耳郭和枕部皮肤情况

图 6-3　冰帽使用法操作流程

【评分标准】

具体见表 6-3。

表 6-3　冰帽使用法评分标准

姓名：　　　　　　所在科室：　　　　　　主考老师：　　　　　　考核日期：

项目		分值	扣分细则	扣分	得分
操作前	操作者仪态	4	着装不规范 未洗手、查对、解释	−3 −2	
	评估	4	未评估 每少评估一项	−5 各 −1	
	用物准备	7	少一件	各 −1	
	冰帽准备	20	冰块未去棱角 冰帽内未装满冰块 未擦干冰帽、未检查冰帽有无漏水、冰帽内侧未放置治疗巾	−5 −5 −5 −5	

续 表

项目		分值	扣分细则	扣分	得分
操作过程	操作	40	未检查患者头部情况 放置位置不合理 耳郭部位无保护措施 清醒者未询问患者感受 未观察、未及时更换冰块 未记录使用时间 无按时监测体温和记录	−5 −5 −5 −5 −8 −5 −7	
	整理消毒	15	未协助患者取舒适体位 未整理床单位 未整理用物	−5 −5 −5	
评价	注意事项	10	注意事项不熟悉	各 −2	
	总分	100		累计	

【指导内容】

1. 观察患者有无寒战、局部皮肤颜色及患者感觉，如有发绀、青紫、麻木及时停用。

2. 冰帽戴在患者头上，枕骨隆突处及双耳郭用小棉垫保护防止冻伤，耳朵塞棉球。

3. 降温用冷时间不超过 30min。用冷 30min 后测体温＜ 38.5℃，撒掉冰帽。

【注意事项】

1. 观察耳郭等头部皮肤颜色有无冻伤，如局部苍白、青紫、麻木等应立即停用。

2. 使用冰帽注意观察心律、心率变化，肛温不能低于 32℃，以防心室纤颤等并发症出现。

3. 防止冰水流入耳内，注意保护角膜。

4. 随时检查冰帽有无破损、漏水，如有应及时更换，冰溶化后应立即更换。

【相关理论知识】

冰帽可由一块 PVC 长方形蓄冷袋，一块 PVC 圆形蓄冷袋和潜水保温布制成的帽体组成。冰帽整体可存放在冰箱冷藏室中蓄冷，使用时将冰帽直接戴在头部。

冰帽微机通过测温探头测得冰帽内部温度，根据控制指标要求，控制伺服系统使制冷系统工作，当冰帽内达到控温要求指标后，则使冰帽内温度保持恒定。

四、冰袋使用法

【目的】

1. 降低局部温度，消除局部肿胀。

2. 减轻局部充血或出血，限制炎症扩散或化脓。

3. 减轻疼痛。

【操作流程】

具体见图 6-4。

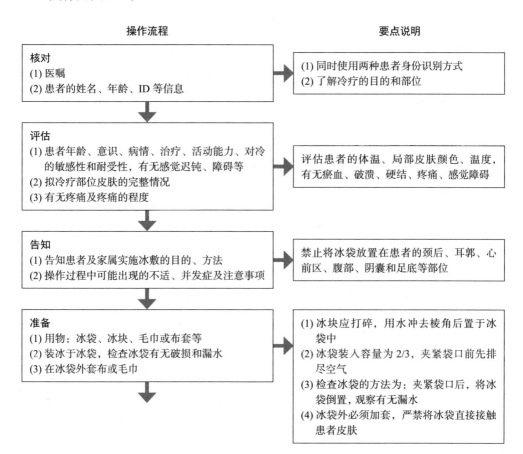

操作流程	要点说明
核对 (1) 医嘱 (2) 患者的姓名、年龄、ID 等信息	(1) 同时使用两种患者身份识别方式 (2) 了解冷疗的目的和部位
评估 (1) 患者年龄、意识、病情、治疗、活动能力、对冷的敏感性和耐受性，有无感觉迟钝、障碍等 (2) 拟冷疗部位皮肤的完整情况 (3) 有无疼痛及疼痛的程度	评估患者的体温、局部皮肤颜色、温度，有无瘀血、破溃、硬结、疼痛、感觉障碍
告知 (1) 告知患者及家属实施冰敷的目的、方法 (2) 操作过程中可能出现的不适、并发症及注意事项	禁止将冰袋放置在患者的颈后、耳郭、心前区、腹部、阴囊和足底等部位
准备 (1) 用物：冰袋、冰块、毛巾或布套等 (2) 装冰于冰袋，检查冰袋有无破损和漏水 (3) 在冰袋外套布或毛巾	(1) 冰块应打碎，用水冲去棱角后置于冰袋中 (2) 冰袋装入容量为 2/3，夹紧袋口前先排尽空气 (3) 检查冰袋的方法为：夹紧袋口后，将冰袋倒置，观察有无漏水 (4) 冰袋外必须加套，严禁将冰袋直接接触患者皮肤

实施
(1) 患者取舒适体位或卧位
(2) 将冰袋置于治疗部位或邻近部位
(3) 根据不同的使用目的，掌握使用时间，用于治疗不超过 30min
(4) 需要长时间使用者，间隔 1h 后再重复使用；用于降温，30min 后测量体温，体温低于 38℃，取下冰袋
(5) 观察患者的反应，有无寒战、皮肤苍白、青紫，有无麻木、疼痛等
(6) 用毕，将冰袋内冰水排空，倒挂，晾干，清洁后存放阴凉处备用

(1) 选择冰袋放置的位置
(2) 高热降温时，冰袋放置于前额、头顶、体表大血管处
(3) 控制炎症扩散、减轻局部水肿和疼痛时，置于所需部位
(4) 预防患者扁桃体摘除术后出血，可以将冰袋置于颈前、颌下
(5) 发现局部皮肤苍白、青紫、麻木时，应立即停止使用，防止冻伤
(6) 冰块融化，应及时更换

观察与记录
(1) 观察患者的体温和一般情况
(2) 观察冰敷部位局部皮肤情况
(3) 记录冰敷的时间、部位、体温、局部皮肤情况
(4) 记录患者的反应、冰敷效果、异常情况及处理措施和效果

(1) 冰敷降温后 30min 测量体温一次，及时向医生反馈患者体温变化，使用冰袋后的反应
(2) 不宜在放置冰袋的腋下测量体温

图 6-4 冰袋使用法操作流程

【评分标准】

具体见表 6-4。

表 6-4 冰袋使用法评分标准

姓名：　　　　　所在科室：　　　　　主考老师：　　　　　考核日期：

项目		分值	扣分细则	扣分	得分
操作前	操作者	8	着装不规范、未洗手、未解释、未查对	各 –2	
	评估	6	未评估病情、意识、局部组织循环疼痛、感觉等情况	–3	
			未评估合作程度	–3	
	用物准备	4	用物不齐全、少一件	–2	
			冰袋破损	–2	
操作过程	实施	58	冰块未去棱角	–8	
			冰袋内冰块量过多或过少	–8	
			冰袋内空气未排尽	–8	
			未擦干冰袋，未检查无漏水后装入布套	–8	
			冰袋放置位置不符合患者病情	–5	
			用冷时间不正确	–8	
			无观察、巡视、及时更换（口答）	–5	
			未询问患者感受	–8	

续　表

项目		分值	扣分细则	扣分	得分
操作过程	整理	14	未倒去袋内冰水，倒挂晾干 未吹入空气少许，拧紧塞子 冰袋布套未做到一用一消毒 未整理床单位，未协助患者取舒适体位 未整理用物归位 未记录效果（降温者 30min 后测量体温）	−2 −2 −2 −2 −2 −2	
评价	相关知识	10	相关知识不熟悉	各 −2	
总分		100		累计	

【指导内容】

1. 告知患者或家属使用冰袋的目的及方法，取得必要的配合，观察患者局部皮肤颜色及患者感觉，如有皮肤苍白、青紫麻木及时停用。

2. 使用冰袋禁用于耳部、心前区、腹部、阴囊及足底等部位。

3. 降温的同时可在足底置热水袋，减轻脑组织充血，促进散热，增加舒适感。用冷时间不超过 30min。

【注意事项】

1. 根据患者的病情、治疗、意识、体温及末梢循环情况，肢体活动能力，对冷的敏感性和耐受性，局部皮肤情况，有无感觉障碍等，确定患者使用冰袋的必要性，使用冰袋的部位、持续时间，是否需要保护性措施等。

2. 使用保护套恰当包裹冰袋，根据不同冷疗目的确定冰袋放置部位及时间。

3. 记录开始使用冰袋的时间，冷疗结束记录使用时间及治疗效果。

4. 严密观察和记录治疗效果、是否出现并发症和不良反应。每 10 分钟观察一次用冷局部皮肤颜色和感觉，是否出现苍白、青紫、颤抖、疼痛或麻木感等。

5. 如果用以降温，应在冰袋使用后 30min 测量体温，当患者体温降至 38℃以下时，取下冰袋。腋下降温后，腋温的测量不宜在 50min 内进行。不宜在放置冰袋的腋下测温。

【相关理论知识】

1. 冰袋（ice bag）是一种装有冰块的橡胶袋或囊袋，用以敷在患者头、颈等部位，使局部温度降低，用于局部冷疗。

2.禁止使用冷疗的情况包括血液循环障碍、慢性炎症或深部化脓病灶、组织损伤破裂等。对冷敏感者、心脏病、昏迷、感觉异常、年老体弱者慎用冷疗。

3.冷疗用于降温以外的治疗目的时，每次使用不超过30min。若需多次使用，需间隔1h以上。

五、降温毯使用法

【目的】

1.主要用于全身降温，广泛应用于颅脑疾病术前、术后的亚低温、亚低温脑保护以及各种类型的顽固性高热不退的患者。

2.对持续高热患者有效的降温，保护脑组织、减少重要脏器的损伤，减少患者体内能量的消耗，保证重要脏器的功能。

【操作流程】

具体见图6-5。

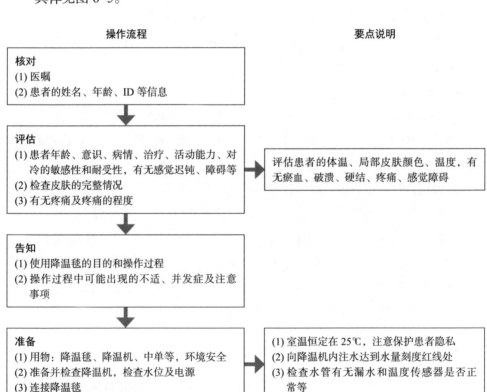

实施
(1) 平铺降温毯于患者背下
(2) 温度传感器置于患者腋下或肛门
(3) 打开电源开关
(4) 设置水温和患者预期的体温
(5) 观察患者体温和调节水温
(6) 用毕，将降温毯消毒、清洁后存放阴凉处备用

↓

观察与记录
(1) 观察患者意识、生命体征、背部皮肤情况和对降温毯降温的反应
(2) 观察降温毯仪器使用情况
(3) 记录降温情况
(4) 降温机运转状况、开机和停机时间、水温，设置患者预期体温
(5) 患者的实际体温
(6) 调节水温的时间、温度
(7) 记录患者的生命体征、局部皮肤情况，并发症、异常情况及处理措施和效果

→

(1) 使降温毯与患者背部皮肤最大限度地接触
(2) 传感器的放置：于腋下时，应与皮肤紧贴；于肛门时，成人应在肛门内 5 ～ 7cm
(3) 预期体温：高热降温时 36 ～ 37℃，亚低温治疗时 33 ～ 35℃
(4) 降温速度不可过快，宜 1 ～ 2h 降 1℃，防止发生严重心律失常
(5) 水温调节：根据室温和患者的实际体温随时调节。高热降温时，当患者的实际体温达到 36 ～ 37℃ 时，应调节水温至 20℃或停机；亚低温治疗时，当患者体温＜32℃ 时可适当调高水温 3 ～ 5℃
(6) 当降温毯缺水时应先关掉电源，注水至红线处，再次启动

→

(1) 每 30 ～ 60 分钟观察记录患者的实际体温和水温一次，随时调节水温以保持实际体温在预期体温范围内
(2) 每 1 ～ 2 小时翻身一次，观察背部皮肤有无苍白和青紫等
(3) 患者出现寒战、心律失常等并发症时及时报告医生给予相应的处理

图 6-5 降温毯使用法操作流程

【评分标准】

具体见表 6-5。

表 6-5 降温毯使用法评分标准

姓名： 所在科室： 主考老师： 考核日期：

项目		分值	扣分细则	扣分	得分
操作前	操作者仪表	5	着装不规范 未洗手	-3 -2	
	评估	6	未评估患者病情、自理能力、体温、需置冰毯部位皮肤现状、合理程度 未解释	各 -1	
	核对	5	少对一项	各 -1	
	用物准备	5	少一件 放置乱	各 -1 -2	
操作过程	安全舒适	4	未注意患者安全 未协助患者取舒适体位	-2 -2	

续 表

	项目	分值	扣分细则	扣分	得分
操作过程	连接降温机	15	装水过满或过少 未连接各部件或接口处不紧 未套保护套 没有检查漏水	-2 各-2 -2 -3	
	放置	20	位置放置不适当 冰毯折转 未交代注意事项	-7 -8 -5	
	观察	10	观察漏一项 处理不当	各-2 -4	
	关机	5	关机程序错误 保护布套未送洗	-3 -1	
	整理	10	未整理床单位 未协助患者取舒适体位 污物乱放、遗留用物在病房 未分类放置、未洗手 一项未记录	-2 -2 各-1 各-1 -1	
评价	态度 沟通	4	态度不认真 沟通技巧不佳	-2 -2	
	整体性 计划性 操作时间 15min	6	整体性欠佳 无计划性 超时	-2 -2 -2	
	相关知识	5	相关知识不熟悉	各-1	
	总分	100		累计	

【指导内容】

1. 观察皮肤颜色，防止冻伤。

2. 询问或观察患者的反应，有无寒战、躁动、心慌等不适。

3. 观察并发症发生情况，如心律失常、呼吸抑制、凝血功能障碍（或出血倾向）、电解质紊乱（常见低钾）、消化道功能紊乱或出血、低血压。

【注意事项】

1. 正确使用降温毯给患者降温，观察降温过程中和降温后患者反应。

2. 监测生命体征变化及时记录，翻身时防止体位性低血压。

3. 注意仪表、态度、沟通，体现人文关怀，操作熟练，注意保护患者隐私。

4. 降温毯应连续使用一段时间，使体温维持在一个恒定水平，即使体温已降至正常也不应急于停机，应在病情稳定后方可逐渐停机，这样降温效果好，也可防止体温反跳。长时间亚低温可能会加重脑缺血损害，治疗时间以 6d 为度，而后自然复温，复温时间注意控制在 10～12h，以保安全。

5. 观察患者皮肤及肢端温度、颜色，颅脑损伤的患者大多应用甘露醇，肢端循环差则影响液体输注速度，应做好肢端保暖工作，最好能留置深静脉管，减少对血管的不良刺激。由于毯子置于患者背部和臀部，血循环减慢，易发生压疮。

6. 保持床单干燥。由于毯面温度低，当室内环境温度高时，易在毯面形成冷凝水，使床单潮湿。因此要保持室内空气新鲜、流通，如床单潮湿应及时更换。

7. 保持降温毯的软水管通畅，避免折叠或弯曲。降温毯使用过程中应观察探头的放置位置，要经常检查有无脱落或位置不正确，应及时纠正。机体使用时间长时，还应检查机器工作与否，如制冷水位有无缺失。水毯铺放平整，避免部分折叠，造成循环受阻，影响降温效果。

8. 降温毯在使用过程中，主机应放置平稳，搬运时尽量避免振动，毯子避免接触锐利物体，毯子被污染后，可先用洗涤剂清洗，再用消毒液消毒，清洗后置阴凉处自然晾干，传感器探头避免摔落，保持清洁，传感器线应避免暴力拉拽，仪器不用时将电源插头拔掉，取下传感器。水路口用密封盖拧紧，将毯子中的水放干净，置于阴凉干燥通风良好的室内保存。

【相关理论知识】

1. 行亚低温治疗时，按医嘱使用镇静药、肌松药。

2. 根据医嘱先用肌松药或镇静药，再降温毯降温，停降温毯后再停肌松药或镇静药，防止寒战反应。

3. 以更换有患者床单法垫入降温毯。

4. 按医嘱设置肛温（32～35℃）或腋温（31～34℃）、毯温（根据患者体温调节）。

5. 降温毯使表皮温度降低，而同时皮肤血管收缩，中心体温难以到达体表散发，基本是通过传导来散发热量，热交换效率低，核心体温下降速度慢。从发热机制上看，在"体温调定点"未降之前使用物理降温，常常出现寒战反应，一方面增加患者的痛苦，另一方面寒战使产热增加，难以达到降温的目的。降温毯设置温度过低可使皮肤血管过度收缩，还会使局部组织缺血，乳酸生成增加，也会增加心血管系统、消化系统及皮肤并发症的发生率。冰毯降温可能导致患者机体不同部位温差变大而增加不适感，易出现寒战、躁动。

6. 亚低温治疗是应用冬眠药物和物理降温方法，使患者体温处于一种可控制的低温状态以达到治疗的目的。降温的方法主要包括全身降温和局部降温。头部局部降温通常难以使脑温降至亚低温水平，而全身降温方法比较可靠。患者躺在降温毯上，通过体表散热，使中心体温降至所需温度，通常为 32 ～ 35℃。

第 7 章　满足患者营养与排泄需求

一、鼻饲技术

【目的】

为不能经口进食的患者提供营养物质、水分及药物，以维持患者营养和治疗的需要，适用于昏迷、口腔疾患、食管狭窄、食管气管瘘、拒绝进食的患者，以及早产儿、病情危重的婴幼儿和某些手术后或肿瘤患者。

【操作流程】

具体见图 7-1。

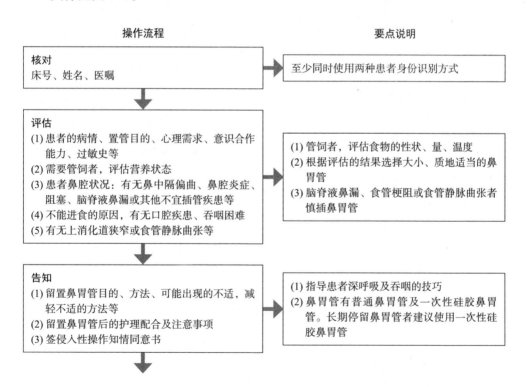

准备
(1) 操作者：洗手、戴口罩
(2) 环境：清洁、无异味
(3) 用物：鼻胃管、置管用物等
(4) 患者：取半卧位或坐位，头偏向一侧；无法坐起者取右侧卧位，头颈部自然伸直；若戴眼镜或义齿，取下妥善放置

实施
(1) 颌下铺治疗巾，置弯盘
(2) 检查清洁鼻腔
(3) 测量并标记鼻胃管应置入的长度
(4) 润滑鼻胃管
(5) 插管：用镊子或戴无菌手套插入鼻胃管，至会咽部（10～15cm）稍停，嘱患者吞咽，随吞咽动作送管至预定长度
(6) 确认鼻胃管在胃内后，用胶布固定好
(7) 接胃肠减压器或注入鼻饲液
(8) 不使用鼻胃管时，用纱布包好或盖好末端并固定
(9) 脱手套，整理床单位，整理用物
(10) 贴管道标识

拔管
(1) 颌下置弯盘，揭去胶布
(2) 夹紧鼻胃管末端，嘱患者吸气后屏气，边拔边擦鼻胃管，到咽喉处时迅速拔出
(3) 清洁口面部，擦去胶布痕迹
(4) 协助患者漱口
(5) 协助患者取合适体位，用物分类处理

观察与记录
插管或拔管时间，胃液的颜色、性状、量及鼻饲情况，患者的反应等

(1) 选择通气好、无黏膜损伤、阻塞和炎症的鼻腔插管
(2) 准确测量鼻胃管置入的长度
(3) 插管过程中若出现剧烈恶心、呕吐，暂停插入，嘱做深呼吸，休息片刻后再插
(4) 如患者出现咳嗽、呼吸困难、发绀等现象，表明鼻胃管置入气管，应立即将鼻胃管拔出，稍作休息再插管
(5) 应随吞咽动作进行插管，必要时或让患者饮少量水。插入不畅时检查胃管是否盘缩在口中
(6) 动作要轻柔，避免损伤食管黏膜，尤其是通过食管3个狭窄部
(7) 为昏迷患者插管时，应先撤去枕头，让患者头向后仰（机械通气者可采用端坐位或半卧位），插入鼻胃管至15cm时，将患者头部托起，使下颌靠近胸骨柄，可增大咽喉部通道的弧度，便于鼻胃管顺利通过会厌部。另可采用侧卧拉舌插鼻胃管法，即患者侧卧位，常规插入鼻胃管12～14cm，遇有阻力时，助手用舌钳将患者舌体拉出，术者即可顺利插入鼻胃管

(1) 停留鼻胃管时间较长者，可先用液状石蜡滴鼻或少量口服，润滑咽喉后再拔管
(2) 鼻饲者更换鼻胃管时，于当晚最后一次鼻饲后拔出，翌日晨从另一侧鼻孔插入
(3) 夹紧鼻胃管末端以防拔管时管内液体滴入气管

图 7-1　鼻饲技术操作流程

【评分标准】

具体见表 7-1。

表 7-1　鼻饲技术评分标准

姓名：　　　　　所在科室：　　　　　主考老师：　　　　　考核日期：

项目		分值	扣分细则	扣分	得分
操作前	操作者仪表	2	着装不规范 未洗手	-2 -2	
	核对	2	医嘱、床号、患者姓名	少一项 -1	
	评估	3	评估患者病情、意识、鼻孔、口咽部情况、合作程度、治疗计划、插胃管长度（用皮尺量）、鼻饲液的温度（用水温计测）	少一项 -1	
	用物准备	3	少一件 放置乱、鼻饲液温度不准、未解释	各 -1 各 -2	
操作过程	安全、舒适	4	未注意安全 未协助患者取适当体位	-2 -2	
	插管准备	6	颌下未垫单 未检查鼻孔、未洗鼻孔 未润管 未量长度、量长度不准确 未润滑胃管	-1 -2 -2 各 -2	
	插管	25	管到口咽部时未嘱吞咽 插入不畅、未检查口腔 呛咳、发绀未采取措施 未判断或方法不对 固定不牢	-2 各 -3 -10 各 -5 -5	
	鼻饲	30	未回抽胃液、未试温度、未贴管道标识 方法不对、速度过快 鼻饲完未冲洗 未包扎管口、未固定 未交代注意事项	各 -5 各 -5 -1 各 -2 -5	
	整理	5	未整理床单位 未协助患者取舒适体位 用物未分类放置 未洗手	-2 -1 -2	
	观察与记录	5	鼻饲时间及量	少一项 -1	
评价	态度 沟通	4	态度不认真 沟通技巧不佳	-2 -2	
	整体性 计划性	6	整体性欠佳 计划性欠佳	-2 -2	
	相关知识	5	相关知识不熟悉	各 -1	
总分		100		累计	

【指导内容】

1. 如患者清醒，安抚患者不要紧张，勿自行拔管。

2. 告知患者喂食后 30min，勿改变体位。

【注意事项】

1. 抬高床头，每次鼻饲前应证实胃管在胃内且通畅，并用少量温开水冲管后再进行喂食，鼻饲完毕后再次注入少量开水，防止鼻饲凝结。

2. 鼻饲液温度在 38～40℃，避免过冷或过热。

3. 每次抽吸鼻饲液后应反折胃管末端，避免灌入空气，引起腹胀。

4. 鼻饲完最后应用温水冲洗胃管，防止鼻饲液寄存变质造成胃肠炎或堵塞胃管。

5. 长期鼻饲者应每天 2 次口腔护理，并定期更换胃管。

6. 鼻饲过程中观察有无呛咳、呼吸困难、恶心、呕吐等情况，如出现呛咳、呼吸困难等误吸现象，立即停止鼻饲，并吸出口鼻腔及呼吸道的误吸物。

【相关理论知识】

1. 鼻饲：是将导管经鼻腔插入胃内，从管内输注食物、水分和药物，以维持患者营养治疗技术。

2. 抬高床头 30°～45°，营养液 38～40℃。

3. 胃残余量：通过鼻胃管鼻饲前回抽胃液，了解胃残留量，残留量＞150ml或成人大于每小时滴入量的 110%～120% 时，暂停鼻饲。

4. 每 24 小时更换鼻饲液的容器和给药用的器具、滴注管道。

二、胃肠减压术

【目的】

1. 解除或者缓解肠梗阻所致的症状。

2. 进行胃肠道手术的术前准备，以减少胃肠胀气。

3. 术后吸出胃肠内气体和胃内容物，减轻腹胀，减少缝合口张力和伤口疼痛，促进伤口愈合，改善胃肠壁血液循环，促进消化功能的恢复。

4. 通过对胃肠减压吸出物的判断，可观察病情变化和协助诊断。

【操作流程】

具体见图 7-2。

操作流程

要点说明

核对
床号、姓名、医嘱

→ 至少同时使用两种患者身份识别方式

评估
(1) 患者的病情、置管目的、心理需求、意识合作能力、过敏史等
(2) 需要管饲者，评估营养状态
(3) 患者鼻腔状况：有无鼻中隔偏曲、鼻腔炎症、阻塞、脑脊液鼻漏或其他不宜插管疾患等
(4) 不能进食的原因，有无口腔疾患、吞咽困难
(5) 有无上消化道狭窄或食管静脉曲张等

→
(1) 管饲者，评估食物的性状、量、温度
(2) 根据评估的结果选择大小、质地适当的鼻胃管
(3) 脑脊液鼻漏、食管梗阻或食管静脉曲张者慎插鼻胃管

告知
(1) 留置鼻胃管目的、方法、可能出现的不适，减轻不适的方法等
(2) 留置鼻胃管后的护理配合及注意事项
(3) 签侵入性操作知情同意书

→
(1) 指导患者深呼吸及吞咽的技巧
(2) 鼻胃管有普通鼻胃管及一次性硅胶鼻胃管。长期停留鼻胃管者建议使用一次性硅胶鼻胃管

准备
(1) 操作者：洗手、戴口罩
(2) 环境：清洁、无异味
(3) 用物：鼻胃管、置管用物等
(4) 患者：取半卧位或坐位，头偏向一侧；无法坐起者取右侧卧位，头颈部自然伸直；若戴眼镜或义齿，取下妥善放置

实施
(1) 颌下铺治疗巾，置弯盘
(2) 检查清洁鼻腔
(3) 测量并标记鼻胃管应置入的长度
(4) 润滑鼻胃管
(5) 插管：用镊子或戴无菌手套插入鼻胃管，至会厌部 (10～15cm) 稍停，嘱患者吞咽，随吞咽动作送管至预定长度
(6) 确认鼻胃管在胃内后，用胶布固定好
(7) 接胃肠减压器
(8) 不使用鼻胃管时，用纱布包好或盖好末端并固定
(9) 脱手套，整理床单位，整理用物
(10) 贴管道标识

→
(1) 选择通气好、无黏膜损伤、阻塞和炎症的鼻腔插管
(2) 准确测量鼻胃管置入的长度
(3) 插管过程中若出现剧烈恶心、呕吐，暂停插入，嘱做深呼吸，休息片刻后再插
(4) 如患者出现咳嗽、呼吸困难、发绀等现象，表明鼻胃管置入气管，应立即将鼻胃管拔出，稍作休息再插管
(5) 应随吞咽动作进行插管，必要时或让患者饮少量水。插入不畅时检查胃管是否盘缠在口中
(6) 动作要轻柔，避免损伤食管黏膜，尤其是通过食管 3 个狭窄部
(7) 为昏迷患者插管时，应先撤去枕头，让患者头向后仰（机械通气者可采用端坐位或半卧位），插入鼻胃管至 15cm 时，将患者头部托起，使下颌靠近胸骨柄，可增大咽喉部通道的弧度，便于鼻胃管顺利通过会厌部。另可采用侧卧拉舌插鼻胃管法，即患者侧卧位，常规插入鼻胃管 12～14cm，遇有阻力时，助手用舌钳将患者舌体拉出，术者即可顺利插入鼻胃管

拔管
(1) 颌下置弯盘，揭去胶布
(2) 夹紧鼻胃管末端，嘱患者吸气后屏气，边拔边擦鼻胃管，到咽喉处时迅速拔出
(3) 清洁口鼻面部，擦去胶布痕迹
(4) 协助患者漱口
(5) 协助患者取合适体位，用物分类处理

(1) 停留鼻胃管时间较长者，可先用液状石蜡滴鼻或少量口服，润滑咽喉后再拔管
(2) 夹紧鼻胃管末端以防拔管时管内液体滴入气管

观察与记录
插管或拔管时间，胃液的颜色、性状、量及引流情况，患者的反应等

图 7-2　胃肠减压术操作流程

【评分标准】

具体见表 7-2。

表 7-2　胃肠减压术评分标准

姓名：　　　　　　所在科室：　　　　　　主考老师：　　　　　　考核日期：

	项目	分值	扣分细则	分值	扣分
操作前	操作者状态	5	着装不规范、未戴口罩、帽子 未洗手	-3 -2	
	评估	6	未评估患者病情、体位、舒适度、鼻腔情况及合作程度 未解释	各 -1 -2	
	用物准备	8	备物少一件 物品摆放乱	各 -1 -2	
操作过程	患者准备	6	未垫治疗巾 未协助患者取合适体位 未清洁鼻腔	-2 -2 -2	
	插管前准备	14	未检查胃管是否通畅 未量长度 长度不准确 未润滑 治疗碗未放于枕边	-2 -4 -3 -3 -2	
	插管	12	插管到口咽部未嘱吞咽 插入不畅未检查口腔 呛咳发绀未采取措施	-3 -3 -6	

续　表

项目		分值	扣分细则	分值	扣分
操作过程	确认胃管位置	7	未抽胃液或方法不对 未判断有无气泡冒出或方法不对 未听气过水声或方法不对	-3 -2 -2	
	固定	5	未固定、未贴管道标识 固定不牢	-3 -2	
	减压	8	未调节压力或调压不当 负压袋未妥善固定 未交代注意事项	各 -2 -2 -2	
	观察	4	未观察胃液量的性状 未观察减压效果	-2 -2	
	整理	10	未整理床单位 未协助取舒适体位 污物未分类放置 未洗手 一项未记录	-2 -2 -2 -1 -1	
评价	态度、沟通	4	态度不认真 沟通技巧不佳	-2 -2	
	整体质量 操作时间 10min	6	整体性、计划性欠佳 超时	各 -2 -2	
	相关知识	5	相关知识不熟悉	各 -1	
总分		100		累计	

【指导内容】

1. 告知患者胃肠减压的目的和配合方法。

2. 告知患者及家属防止胃管脱出的措施。

【注意事项】

1. 插管动作轻柔，在胃管通过食物狭窄处，避免损伤食管黏膜。

2. 插管过程中如患者发生呛咳、呼吸困难、发绀等，应立即将胃管拔出，休息片刻再重新插入。

3. 妥善固定胃肠减压装置，防止变换体位时加重对咽部的刺激，以及胃管受压、脱出等，保持有效减压状态。

4. 观察引流物的颜色、性状、量，并记录 24h 引流总量。

5. 胃肠减压期间，注意观察患者水、电解质及胃肠功能恢复情况。

6. 留置胃管期间加强患者的口腔护理，保持口腔清洁，长期胃肠减压者，每个月更换胃管 1 次，从另一侧鼻孔插入。

7. 胃肠减压期间应禁饮和禁食。

【相关理论知识】

1. 胃肠减压技术：是将胃管从口腔或鼻腔插入，连接一次性胃肠减压器，在负压和虹吸原理的作用下使胃内容物引出患者体外的一种方法。

2. 观察引流液的颜色、性状、量，并记录 24h 引流总量。

3. 确认胃管位置：回抽胃液；无气泡冒出，听气过水声。

4. 留置胃管期间应加强患者的口腔护理。

5. 妥善固定胃肠减压装置，防止变换体位时加重对咽部的刺激，以免受压、脱出影响减压效果。

6. 胃肠减压期间，注意观察患者水电解质及胃肠功能恢复情况。

三、大量不保留灌肠

【目的】

1. 清洁肠道，做肠道检查或脏器造影及肠道术前准备。

2. 稀释肠内毒素，促其排出。

3. 物理降温（灌肠液温度 28 ～ 32℃）。

【操作流程】

具体见图 7-3。

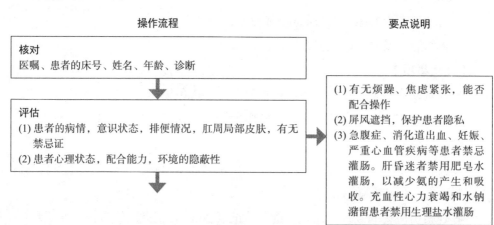

告知 灌肠的目的、意义，操作中可能出现的不适及风险，指导患者配合	(1) 告知插管过程中可能出现肛门胀感或者疼痛及便意感 (2) 过于紧张可致插管困难而致损伤
准备 (1) 操作者：着装规范，洗手、戴口罩 (2) 环境：清洁，明亮，温度适宜 (3) 用物：治疗盘、灌肠袋、灌肠液(按医嘱配比温度)、肛管、弯盘、润滑油、治疗巾、棉签、卫生纸、便盆、输液架、水温计 (4) 患者：取左侧卧位，双膝屈曲，脱裤至膝部，暴露臀部，臀部置于床边，垫巾垫臀下，盖被保暖	(1) 灌肠液：常用 0.1% ～ 0.2% 肥皂液、生理盐水。温度一般为 39 ～ 41℃，降温时用 28 ～ 32℃，中暑患者用 4℃ (2) 用量：成人 500 ～ 1000ml，小儿 200 ～ 500ml，伤寒患者不超过 500ml
实施 取出灌肠袋置于弯盘内，关调节器。→倒灌肠液到灌肠袋中并挂于输液架上，调节合适的高度→戴手套→将弯盘放于臀边→润滑肛管前端，排气，关调节器→左手分开暴露肛门，嘱深呼吸→右手将肛管轻轻插入直肠固定→开调节器，观察液面下降速度和患者反应→灌肠液将流尽时关闭调节器→拔出肛管，放入弯盘内，擦净肛门→脱手套，取下灌肠袋→嘱患者平卧 5 ～ 10min 后排便，观察排便情况→取舒适体位，整理床单位→整理用物，洗手和记录	(1) 动作要轻柔，勿强行插入 (2) 注意保暖 (3) 询问患者有无腹痛及便意，如腹胀或有便意时，嘱患者深呼吸。如出现剧烈腹痛、面色苍白、出冷汗，应立即停止灌肠，与医生联系
评价 (1) 患者的主诉 (2) 灌肠后的效果	
观察和记录 (1) 观察患者排出的粪便量、颜色和性状，排便次数 (2) 在体温单大便栏内记录：1/E 表示灌肠后大便 1 次，2/E 表示灌肠后大便 2 次，0/E 表示灌肠后无大便 (3) 降温灌肠者，排便 30min 后测量体温，并观察体温变化	

图 7-3　大量不保留灌肠操作流程

【评分标准】

具体见表 7-3。

表 7-3 大量不保留灌肠评分标准

姓名：　　　　　所在科室：　　　　　主考老师：　　　　　考核日期：

项目		分值	扣分细则	扣分	得分
操作前	操作者状态	4	着装不规范，未戴口罩、帽子 未洗手	−2 −2	
	评估	8	未评估患者病情、灌肠目的、意识状态、生命体征、排便、排尿情况、肛周皮肤 未解释	各 −1 −2	
	用物	8	备物少一件 物品摆放乱	各 −1 −2	
操作过程	灌肠液准备	10	选液不正确 配制方法不正确（量、温度、浓度）	−4 各 −2	
	患者准备	10	未交代患者 未取合适体位 未垫中单 未遮挡患者	−2 −3 −2 −3	
	灌肠	35	未戴手套 未夹紧灌肠袋的调节器 挂灌肠袋高度不符合要求 弯盘未置于臀边 未润滑肛管，未排尽管内气体、浪费药液体 插管方法，深度不正确 未固定 未观察患者 未观察流速 拔管方法不正确 未平卧 未观察排便情况 未交代注意事项	−2 −2 −3 −1 各 −2 −3 −1 −3 −2 −3 −2 −2 −2	
	整理	10	未整理患者 未整理床单位 污物乱放，遗留在病房 未洗手 未记录	−2 −2 −2 −2 −2	
评价	态度、沟通	6	态度不认真 沟通技巧欠佳	−3 −3	
	整体质量	4	整体性、计划性欠佳	各 −2	
	相关知识	5	相关知识不熟悉	各 −1	
	总分	100		累计	

【指导内容】

1. 灌肠前嘱患者先排便和排尿，排便 30 ～ 60min 后再行灌肠。

2. 灌肠后保留 5 ～ 10min 再去排便。

【注意事项】

1. 对年老体弱者，灌肠压力要低。

2. 肠道手术患者，应在术前 2h 结束灌肠。

3. 急腹症、妊娠早期、消化道出血患者禁止灌肠。肝性脑病患者禁用肥皂水灌肠。充血性心力衰竭和水钠潴留患者禁用生理盐水灌肠。

4. 灌肠时液面距肛门 40 ～ 60cm，伤寒患者灌肠量不能超过 500ml，液面距肛门不得超过 30cm。

5. 操作时尽量少暴露患者肢体，保护患者自尊心，并防止受凉。

6. 灌肠过程中，注意保暖；患者有便意，嘱做深呼吸，同时减慢流速；注意观察患者面色、心率。有心慌、气促、腹痛立即停止灌肠，报告医生。

7. 不能下床的患者，给予便盆，将卫生纸放患者易取处。

【相关理论知识】

1. 大量不保留灌肠是用 0.1% ～ 0.2% 肥皂液、等渗盐水或者温开水 500 ～ 1000ml 通过肛门，自肛门经直肠缓缓地灌入结肠，帮助患者清洁肠道、排出粪便和积存的气体，防止因麻醉后肛门括约肌松弛而大便污染手术台，增加感染概率，同时可减轻术后腹胀，以达到治疗目的的方法。

2. 体位取左侧卧位，目的是利用重力使液体顺利流入结肠。

3. 肛管插入深度成人 7 ～ 10cm，小儿 2.5 ～ 4cm。

4. 液体量为成人 500 ～ 1000ml，小儿 200 ～ 500ml。温度以 39 ～ 41℃为宜。

四、保留灌肠

【目的】

1. 灌注药物，治疗肠道疾患者。

2. 从直肠给镇静药。

【操作流程】

具体见图 7-4。

操作流程 要点说明

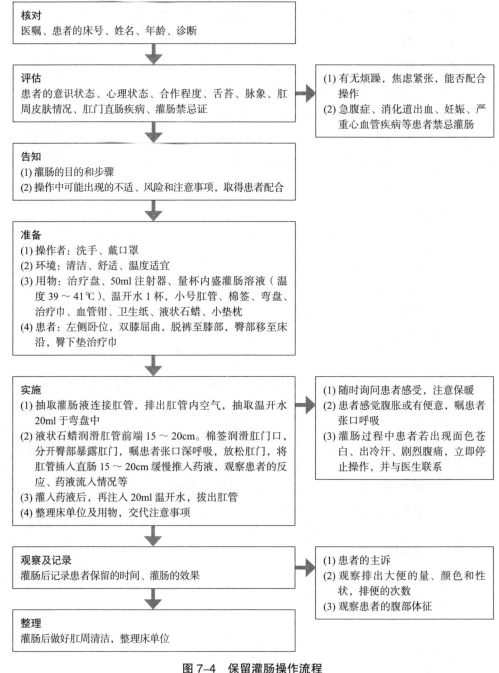

核对
医嘱、患者的床号、姓名、年龄、诊断

评估
患者的意识状态、心理状态、合作程度、舌苔、脉象、肛周皮肤情况、肛门直肠疾病、灌肠禁忌证

(1) 有无烦躁，焦虑紧张，能否配合操作
(2) 急腹症、消化道出血、妊娠、严重心血管疾病等患者禁忌灌肠

告知
(1) 灌肠的目的和步骤
(2) 操作中可能出现的不适、风险和注意事项，取得患者配合

准备
(1) 操作者：洗手、戴口罩
(2) 环境：清洁、舒适、温度适宜
(3) 用物：治疗盘、50ml 注射器、量杯内盛灌肠溶液（温度 39～41℃）、温开水 1 杯，小号肛管、棉签、弯盘、治疗巾、血管钳、卫生纸、液状石蜡、小垫枕
(4) 患者：左侧卧位，双膝屈曲，脱裤至膝部，臀部移至床沿，臀下垫治疗巾

实施
(1) 抽取灌肠液连接肛管，排出肛管内空气，抽取温开水 20ml 于弯盘中
(2) 液状石蜡润滑肛管前端 15～20cm。棉签润滑肛门口，分开臀部暴露肛门，嘱患者张口深呼吸，放松肛门，将肛管插入直肠 15～20cm 缓慢推入药液，观察患者的反应、药液流入情况等
(3) 灌入药液后，再注入 20ml 温开水，拔出肛管
(4) 整理床单位及用物，交代注意事项

(1) 随时询问患者感受，注意保暖
(2) 患者感觉腹胀或有便意，嘱患者张口呼吸
(3) 灌肠过程中患者若出现面色苍白、出冷汗、剧烈腹痛，立即停止操作，并与医生联系

观察及记录
灌肠后记录患者保留的时间、灌肠的效果

(1) 患者的主诉
(2) 观察排出大便的量、颜色和性状，排便的次数
(3) 观察患者的腹部体征

整理
灌肠后做好肛周清洁，整理床单位

图 7-4 保留灌肠操作流程

【评分标准】

具体见表 7-4。

表 7-4　保留灌肠评分标准

姓名：　　　　　所在科室：　　　　　主考老师：　　　　　考核日期：

	项目	分值	扣分细则	扣分	得分
操作前	操作者仪表	4	着装不规范 未洗手	−2 −2	
	评估	6	未评估患者病情、意识、舌苔、脉象、肛周皮肤、合作度	各 −1	
	告知	3	保留灌肠的目的、步骤和操作中可能出现的不适和风险	少一项 −1	
	用物准备	7	少一件 放置乱 未检查有效期、药液温度	各 −1 −2 −2	
操作过程	安全、舒适	5	未注意安全、未保护隐私 未协助患者取合适体位	−2 −2	
	患者准备	15	未提前排空大小便 未取左侧卧位 臀下未垫小枕头抬高臀部 10cm	−3 −3 各 −3	
	配液	8	未戴手套 灌肠液量、温度不准确	−4 −4	
	灌肠	32	润滑和连接肛管方法错误 未夹紧肛管 插管手法不正确 插管深度不正确 灌注过快 未用灌注温开水冲管 拔管方法错误、有滴液 未整理床单位 未协助患者取舒适体位 污物乱放、遗留用物在病房 未分类放置、未洗手 操作过程中未注意保护患者隐私及保暖	−2 −2 −4 −2 −2 −2 −2 −2 −2 各 −1 各 −1 −2	
	观察与记录	5	观察患者灌肠后反应、灌肠的效果	少一项 −1	
评价	态度 沟通	4	态度不认真 沟通技巧不佳	−2 −2	

续　表

项目		分值	扣分细则	扣分	得分
评价	整体性 计划性 操作时间 10min	6	整体性欠佳 计划性欠佳 超时	-2 -2 -2	
	相关知识	5	相关知识不熟悉	各 -1	
总分		100		累计	

【指导内容】

1. 灌肠前嘱患者先排便和排尿，排便 30 ～ 60min 后再行灌肠。

2. 灌肠后嘱患者卧床休息，尽量保留药液 1h 以上。

【注意事项】

1. 根据肠道病变部位及病情选择体位及灌肠的时间，抬高臀部 10cm。肠道高位疾患应取右侧卧位，肠道低位疾患应取左侧卧位，慢性细菌性痢疾病变部位多在直肠和乙状结肠，取左侧卧位，阿米巴痢疾病变多在回盲部，取右侧卧位，肠道病患者以睡眠前灌入为宜。

2. 插入肛管，选择 20 号以下的肛管，为保留药液，减少刺激，应做到肛管细、肛管插入深度以 10 ～ 15cm 为宜，流速宜慢，压力要低。如有大量药物（100 ～ 200ml），则应先作大量不保留灌肠，使用灌肠袋，液面不超过 30cm。

3. 肛门、直肠、结肠手术后患者及排便失禁的患者均不宜做保留灌肠。

4. 插管前常规用液状石蜡润滑肛管前端，以减少插管时的摩擦力；操作时顺应肠道解剖结构，手法轻柔，进入要缓慢，忌强行插入，不要来回抽插及反复插管。

5. 操作过程中，注意询问患者的感受，有无腹胀、腹痛及便意等。

【相关理论知识】

1. 保留灌肠：自肛门灌入药物。保留在直肠或结肠内，通过肠黏膜吸收，达到治疗目的，常用于镇静、催眠、治疗肠道感染等。

2. 灌肠液温度：39 ～ 41℃，插入直肠 15 ～ 20cm，使用灌肠袋，液面距离肛门不超过 30cm，保留药液 1h 以上。

3. 抬高臀部 10cm。

4. 灌肠前排空大小便，一般排便后 30 ～ 60min 行保留灌肠。

五、留置尿管

【目的】

1. 解除尿潴留患者的痛苦。

2. 盆腔手术前排尿，避免术中误伤膀胱。

3. 昏迷、小便失禁、会阴部或泌尿生殖系统手术患者，留置导尿管，使局部干燥清洁和促进膀胱功能恢复，且有利于伤口的愈合。

4. 重危患者如大面积烧伤、休克、出血、脱水、酸中毒或水电解质失衡等患者需严密观察尿量、尿比重及其他内容物的变化需留置导尿管。

5. 取无菌尿液作细菌培养，或测定残余尿以助诊断。

【操作流程】

导尿术操作流程见图 7-5。

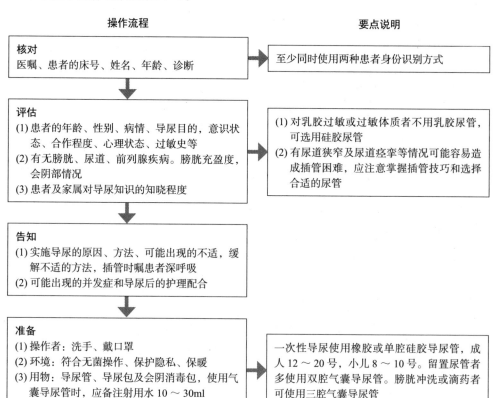

实施 1

1. 女性导尿

(1) 协助取仰卧位，脱一侧裤腿，暴露会阴部

(2) 垫橡胶单和治疗巾于臀下

(3) 戴手套消毒外阴：阴阜、大阴唇、小阴唇、尿道口及肛门

(4) 打开导尿包，按需添加导尿管等物品

(5) 戴无菌手套，铺洞巾

(6) 检查尿管是否通畅、润滑导尿管前段

(7) 分开小阴唇再次消毒：尿道口→左、右小阴唇→尿道口

(8) 插入尿道 4～6cm（成人），见尿后再插入 1～2cm

(9) 需尿培养者，用无菌标本瓶或试管接取中段尿 5ml，盖好送检

(10) 导尿完毕，轻轻拔出导尿管

(11) 脱手套，协助穿好裤子，整理床单位及用物

(12) 测量尿量，尿标本贴标签送检

1. 消毒顺序

(1) 初次：由外向内、自上而下

(2) 再次：由内向外再向内，自上而下

2. 棉球限用一次，避免污染已消毒的部位

3. 固定小阴唇的手不可触及无菌导尿管

4. 插管时嘱患者张口呼吸，动作轻柔，避免损伤尿道黏膜

5. 避免误入阴道，女婴导尿必要时请专科医生插管。若误入阴道应换管重插。疑有污染应立即更换

6. 对膀胱高度膨胀者，一次放尿不得超过 1000ml，以防发生虚脱或血尿

实施 2

2. 男性导尿

(1)–(2) 同女性导尿

(3) 消毒外阴：先阴茎、阴囊，将方纱覆盖阴茎根部，提起阴茎，暴露冠状沟，从尿道口环形向外抹尿道口、龟头及冠状沟

(4)–(6) 同女性导尿

(7) 再次消毒尿道口、龟头及冠状沟

(8) 提起阴茎与腹壁成 60°角，持导尿管插入 20～22cm（成人），见尿后再插入 1～2cm

(9)–(12) 同女性导尿

1. 男性尿道长，为减轻患者疼痛和不适，导尿前最好使用润滑止痛胶

2. 包皮和冠状沟易藏污垢，要彻底清除污垢，预防感染

3. 将阴茎上提，使耻骨前弯消失，利于尿管的插入

4. 插管时动作轻柔，男性尿道有 3 个狭窄处，切忌插管过快、用力过猛而损伤尿道黏膜

5. 老年前列腺肥大患者，如插管受阻，切忌强行插入，应请专科医生插管

实施 3

若需留置尿管

(1) 消毒，插入尿管（双腔气囊导尿管插管前要检查气囊有无漏气）

(2) 导出尿后，夹闭导尿管尾端

(3) 固定导尿管：①双腔气囊导尿管。见尿后再插入 5～7cm，根据导尿管上注明的气囊容积向气囊注入等量的注射用水。向外轻拉导尿管至遇阻力。②普通导尿管用胶布固定

(4) 将尿管与集尿袋连接，开放导尿管

(5) 脱手套，固定集尿袋

(6) 协助穿好裤子，取舒适卧位，清理用物

(7) 贴管道标识

1. 如使用普通导尿管，操作前剃去阴毛，以便用胶布固定导尿管

2. 使用气囊导尿管应确认导尿管气囊在膀胱才可充气囊

3. 尿管妥善固定，防止滑脱

4. 胶布不得直接贴在龟头上

5. 插好后注意将包皮回位

6. 集尿袋妥善地固定在低于膀胱的高度防止尿液反流

7. 引流管留出足够患者在床上翻身的长度

实施 4
拔管
(1) 将治疗巾垫于臀下，弯盘置外阴旁
(2) 戴手套，揭去固定胶布，如为气囊尿管，先用注射器抽空气囊内液体
(3) 夹闭导尿管，将导尿管轻轻往外拔
(4) 将导尿管放入弯盘中，擦去皮肤胶布痕迹，擦净外阴，脱手套
(5) 撤治疗巾，协助穿裤
(6) 协助患者取舒适卧位，整理床单位及用物

→

1. 必要时拔管前一天夹管训练膀胱功能，每 3～4 小时放尿 1 次，神志清醒者可按需放尿
2. 使用气囊尿管拔管时，务必先抽出气囊内液体，以避免损伤尿道黏膜
3. 拔管中若患者感觉不适或拔管不顺，应减缓拔管或停止拔管，密切观察，查找原因或通知医生处理

↓

观察与记录
1. 尿液量、颜色、性状，导尿前、后患者的情况
2. 导尿前患者的主诉，膀胱充盈度，采取的诱导排尿方法及效果
3. 导尿过程是否顺利，异常情况的处理及效果
4. 拔管后患者自主排尿的情况

图 7-5　导尿术操作流程

【评分标准】

导尿术评分标准见表 7-5，拔除尿管评分标准见表 7-6。

表 7-5　导尿术评分标准

姓名：　　　　所在科室：　　　　主考老师：　　　　考核日期：

项目		分值	扣分细则	扣分	得分
操作前	操作者仪表	4	着装不规范 未洗手	-2 -2	
	核对	3	医嘱、患者	少一项 -1	
	评估	6	评估患者病情、意识、导尿目的、有无膀胱、尿道、前列腺疾病、膀胱充盈、会阴部情况、心理状态等	少一项 -1	
	告知	3	插尿管原因、方法、操作过程及可能出现的不适，可能出现并发症和导尿后的护理配合	少一项 -1	
	用物准备	4	少一件	各 -1	
操作过程	安全、舒适	5	未注意安全及隐私 未协助患者取屈膝仰卧位	-2 -2	

	项目	分值	扣分细则	扣分	得分
操作过程	男女性导尿	30	1 患者两腿未外展，暴露外阴 2 未铺橡胶单和铺治疗巾 3 未放弯盘 4 消毒外阴顺序不正确 5 铺导尿包方法不正确 6 未正确戴手套和铺洞巾 7 未检查尿管和润滑 8 未再次消毒 9 插入深度和方法不正确 10 尿培养留取方法不正确 11 拔出导尿管方法不正确 12 未测量尿量、尿标本未贴标签	−2 −2 −2 −2 −2 −2 −4 −4 −2 −2 −2 −2	
	留置尿管	20	同男女性导尿流程（1-10） 未先检查气囊有无漏气 插入尿管长度不正确 放尿后，未夹闭导尿管尾端 向气囊内注入生理盐水量不正确 未将尿管与尿袋连接，打开导尿管 未脱手套后固定尿袋	−4 −3 −3 −2 −3 −2 −3	
	整理	5	未协助患者取舒适体位 用物未分类放置 未洗手	−2 −2 −1	
	观察与记录	5	尿液色、质、量，导尿前后患者主诉及导尿过程是否顺利、异常情况处理和效果	少一项 −1	
评价	态度 沟 通	4	态度不认真 沟通技巧不佳	−2 −2	
	整体性 计划性	6	整体性欠佳 计划性欠佳	−2 −2	
	相关知识	5	相关知识不熟悉	各 −1	
	总分	100		累计	

表 7-6 拔除尿管评分标准

姓名：　　　　　　所在科室：　　　　　　主考老师：　　　　　　考核日期：

	项目	分值	扣分细则	扣分	得分
操作前	操作者仪表	4	着装不规范 未洗手	−2 −2	

续　表

	项目	分值	扣分细则	扣分	得分
操作前	核对	3	医嘱、患者床号、姓名，贴标签	少一项 -1	
	评估	6	未评估患者病情、意识、会阴部皮肤黏膜情况及夹管训练情况	各 -1	
	告知	3	拔除尿管目的、方法、操作过程及可能出现的不适	少一项 -1	
	用物准备	4	少一件	各 -1	
操作过程	安全、舒适	5	未注意安全及隐私 未协助患者取屈膝仰卧位	-2 -2	
	拔除尿管	50	患者两腿未外展，暴露外阴 未铺治疗巾 未放弯盘 未戴手套 未去除胶布 未抽吸气囊内液体 未夹闭或关闭尿管 未轻轻拔出，放置位置不正确 未擦胶布痕迹和外阴 未脱手套	-2 -2 -2 -2 -2 -4 -4 -2 -2 -2	
	整理	5	未协助患者取舒适体位 用物未分类放置 未洗手	-2 -1 -2	
	观察与记录	5	拔管时间和拔管过程中、拔管后情况，拔管后患者能否自行解小便，排尿有无不适及尿液情况	-5	
评价	态度沟通	4	态度不认真 沟通技巧不佳	-2 -2	
	整体性计划性	6	整体性欠佳 计划性欠佳	-2 -2	
	相关知识	5	相关知识不熟悉	各 -1	
总分		100		累计	

【指导内容】

1.告知患者导尿的目的及配合方法。

2.告知患者防止尿管受压、脱出的注意事项。

3.告知患者离床活动时的注意事项。

【注意事项】

1. 导尿过程中，若尿管触及尿道口以外区域应重新更换尿管。

2. 膀胱过度膨胀且衰弱的患者第一次放尿不宜超过 1000ml。

3. 男性患者包皮和冠状沟易藏污垢，导尿前要彻底清洁，插管遇阻力时切忌强行插入，必要时请专科医师插管。

【相关理论知识】

1. 一次性导尿使用橡胶或单腔硅胶导尿管，成人 12～20 号，小儿 8～10 号。

2. 女性导尿插入尿道 4～6cm（成人），非留置者见尿后再插入 1～2cm，留置者见尿后再插入 5～7cm。

3. 男性导尿插入尿道 20～22cm（成人），留置者见尿后再插入 7～10cm。

4. 对膀胱高度膨胀者，一次放尿不得超过 1000ml，以防发生虚脱或血尿。

第8章 药物治疗及注射技术

一、口服给药法

【目的】

遵医嘱安全、正确的服下药物，以达到减轻症状、治疗疾病，维持正常生理功能，协助诊断和预防疾病的目的。

【操作流程】

具体见图 8-1。

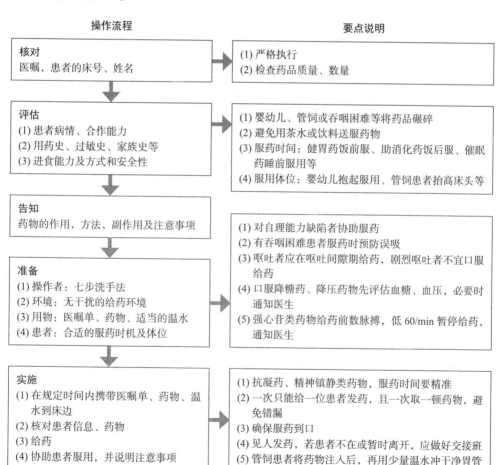

操作流程	要点说明
核对 医嘱，患者的床号、姓名	(1) 严格执行 (2) 检查药品质量、数量
评估 (1) 患者病情、合作能力 (2) 用药史、过敏史、家族史等 (3) 进食能力及方式和安全性	(1) 婴幼儿、管饲或吞咽困难等将药品碾碎 (2) 避免用茶水或饮料送服药物 (3) 服药时间：健胃药饭前服、助消化药饭后服、催眠药睡前服用等 (4) 服用体位：婴幼儿抱起服用、管饲患者抬高床头等
告知 药物的作用，方法，副作用及注意事项	(1) 对自理能力缺陷者协助服药 (2) 有吞咽困难患者服药时预防误吸 (3) 呕吐者应在呕吐间隙期给药，剧烈呕吐者不宜口服给药 (4) 口服降糖药、降压药物先评估血糖、血压，必要时通知医生 (5) 强心苷类药物给药前数脉搏，低 60/min 暂停给药，通知医生
准备 (1) 操作者：七步洗手法 (2) 环境：无干扰的给药环境 (3) 用物：医嘱单、药物、适当的温水 (4) 患者：合适的服药时机及体位	
实施 (1) 在规定时间内携带医嘱单、药物、温水到床边 (2) 核对患者信息、药物 (3) 给药 (4) 协助患者服用，并说明注意事项	(1) 抗凝药、精神镇静类药物，服药时间要精准 (2) 一次只能给一位患者发药，且一次取一顿药物，避免错漏 (3) 确保服药到口 (4) 见人发药，若患者不在或暂时离开，应做好交接班 (5) 管饲患者将药物注入后，再用少量温水冲干净胃管

| (5) 再次核对，协助取舒服体位 (6) 发药完毕，在口服药单执行栏内签名 | → | (6) 服用碘剂的患者用吸管滴入食物中或稀释后服用，确保剂量准确 (7) 注意服药后的不良反应 (8) 药车、药盒按照要求定期擦拭消毒处理 |

| 观察与记录 随时观察用药后的效果及不良反应，必要时记录 | → | 如有异常，及时与医生联系，酌情处理 |

图 8-1　口服给药法操作流程

【评分标准】

具体见表 8-1。

表 8-1　口服给药法评分标准

姓名：　　　　所在科室：　　　　主考老师：　　　　考核日期：

	项目	分值	扣分细则	扣分	得分
操作前	操作者仪表	4	着装不规范、未洗手	各 -2	
	评估	8	患者病情、合作能力 用药史、家族史、不良反应史 进食能力、方式和安全性 药物相关知识的知晓程度	各 -2	
	告知	6	药物的作用、方法、副作用及注意事项	各 -2	
	核对	9	医嘱、药物、患者	各 -3	
	用物准备	4	口服治疗单、药物、温水、快速手消毒液	各 -1	
操作过程	安全、舒适	6	未注意患者安全、未协助患者合适体位	各 -3	
	核对	12	核对姓名、手腕带、床头卡信息，核对药物名称、剂量、时间	各 -2	
	给药	33	按照服药时间发放药物 一次发放一位患者的药物 鼻饲患者必须抬高床头服药 婴幼儿必须抱起取半坐卧位服药 患者提出疑问，应重新核查 确保服药到口 发药前后落实快速手消毒液消毒双手	-5 -6 -5 -5 -5 -5 -2	
	核对再签名	3	给药后再次核对，并在口服药单签名	-3	
评价	态度沟通	5	态度不认真 沟通技巧不佳	各 -2.5	

	项目	分值	扣分细则	扣分	得分
评价	整体性 计划性	5	整体性欠佳 计划性欠佳	各 –2.5	
	相关知识	5	相关知识不熟悉	各 –1	
	总分	100		累计	

【指导内容】

1. 婴幼儿、鼻饲或吞咽困难等患者必须将药物碾碎。

2. 避免茶水、饮料送服药物。

3. 关于服药时机，健胃药需饭前服用、助消化药及对黏膜有刺激性的药物需饭后服用，催眠药物睡前服用，驱虫药物空腹服用，降糖按照说明书要求服用等。

4. 关于服药体位，婴幼儿抱起取半坐卧位，管饲患者抬高床头 35°～40°。

【注意事项】

1. 护士一定要进行安全核对，患者身份核查正确，治疗单与口服药袋的药品剂量、时间、名称一致。

2. 遵医嘱发药，观察用药后的疗效。

3. 不能同时取出两位患者的药品进行发放，以免差错的发生。

4. 见人发药，服药到口，外出检查者做好交接班。

5. 患者提出的疑问，应立即进行核查。

6. 发药前后使用快速手消毒法消毒双手。

【相关理论知识】

1. 口服给药法是最常用、最方便、较安全的给药方法，药物经口服后被胃肠道吸收入血液循环，从而达到局部治疗或全身治疗的目的。但因吸收较慢，故不适用于急危重症患者救治。意识不清、呕吐不止、禁食等患者不宜用此法给药。

2. 口服降糖药、降压药前先评估血糖、血压，必要时报告医生。

3. 服用的碘剂必须确保剂量准确。

4. 强心药物，如地高辛，发药前必须数脉搏，低于 60/min，暂不发药，报告医生。

二、雾化吸入

【目的】

1.湿化气道：常用于呼吸道湿化不足、痰液黏稠、气道不畅者，也可作为气管切开术后常规治疗手段。

2.控制呼吸道感染：消除炎症、减轻呼吸道黏膜水肿，稀释痰液，帮助祛痰。常用于咽喉炎、支气管炎、肺炎、肺脓肿等患者。

3.改善通气功能：解除支气管痉挛，保持呼吸道通畅。常用于支气管哮喘等患者。

4.预防呼吸道感染：常用于胸部手术前后的患者。

【操作流程】

具体见图 8-2。

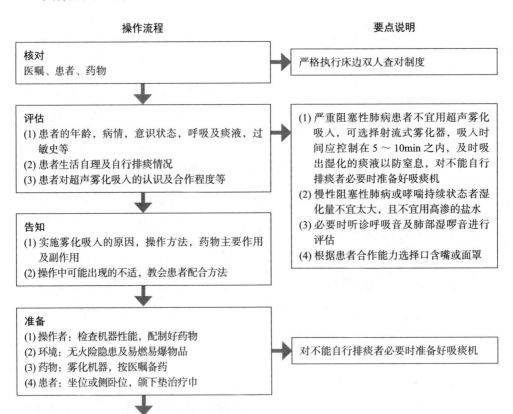

操作流程

核对
医嘱、患者、药物

→ 严格执行床边双人查对制度

评估
(1) 患者的年龄，病情，意识状态，呼吸及痰液，过敏史等
(2) 患者生活自理及自行排痰情况
(3) 患者对超声雾化吸入的认识及合作程度等

要点说明
(1) 严重阻塞性肺病患者不宜用超声雾化吸入，可选择射流式雾化器，吸入时间应控制在 5～10min 之内，及时吸出湿化的痰液以防窒息，对不能自行排痰者必要时准备好吸痰机
(2) 慢性阻塞性肺病或哮喘持续状态者湿化量不宜太大，且不宜用高渗的盐水
(3) 必要时听诊呼吸音及肺部湿啰音进行评估
(4) 根据患者合作能力选择口含嘴或面罩

告知
(1) 实施雾化吸入的原因，操作方法，药物主要作用及副作用
(2) 操作中可能出现的不适，教会患者配合方法

准备
(1) 操作者：检查机器性能，配制好药物
(2) 环境：无火险隐患及易燃易爆物品
(3) 药物：雾化机器，按医嘱备药
(4) 患者：坐位或侧卧位，颌下垫治疗巾

→ 对不能自行排痰者必要时准备好吸痰机

实施 1

超声波雾化吸入法

(1) 检查并安装各部件衔接导管

(2) 按医嘱将药液倒入雾化罐内

(3) 接通电源，先开电源开关

(4) 预热 3 ~ 5min，再开雾化开关

(5) 调节雾量，药液成雾状喷出

(6) 将面罩放于患者口上或将口含嘴放其口中指导患者用鼻呼气，口含吸嘴吸气，进行深呼吸，至所有药液雾化吸入完毕

(7) 治疗完毕先关雾化开关，再关电源开关

(8) 协助患者擦干面部

(9) 清理用物，将螺纹管浸泡消毒

(1) 雾化吸入的口含嘴和雾化器一人一套，专人专用，防止交叉感染，用后按规定消毒后清洗晾干待用；当患者停止治疗时，面罩或口含嘴按医疗垃圾处理

(2) 儿童的雾化量应较小，为成年人的 1/3 ~ 1/2，且以面罩吸入为佳

实施 2

射流式雾化吸入法（亦称氧气雾化吸入法）

(1) 安装前检查各部件衔接导管

(2) 将 T 型管及吸管连接好

(3) 遵医嘱将药液倒入雾化吸入器内

(4) 输气管（即氧气管）出气端接到雾化器底部之输气入口处

(5) 调节氧流量至 6 ~ 8L/min，观察出雾量

(6) 将面罩置于患者口上或将口含嘴放入其口中，指导患者用鼻呼气，口含嘴吸气，进行深呼吸，至所有药液雾化吸入完毕

(7) 治疗完毕关闭氧气开关

(8) 协助患者擦干面部

(9) 整理用物，将雾化器按规定消毒后清洗晾干待用

(1) 各部件连接紧密，勿漏气

(2) 注意用氧安全

(3) 雾化吸入的口含嘴和雾化器一人一套，专人专用，防止交叉感染

(4) 氧气湿化瓶不能有水，以防止瓶内液体进入雾化器，稀释药物

(5) 禁止用浮标式氧气吸入器进行氧气雾化吸入治疗

评价

(1) 患者愿意配合，有安全感

(2) 操作规范，安全，达到预期目的

(3) 选择的雾化装置，设置的雾化参数合适，正确

观察并记录

(1) 观察患者反应，记录雾化后效果及反应

(2) 观察呼吸情况，防窒息，药液勿喷到眼睛

必要时对比患者呼吸，排痰和听诊肺部来判断雾化效果

图 8-2　雾化吸入操作流程

【评分标准】

具体见表 8-2。

表 8-2 雾化吸入评分标准

姓名：　　　　　所在科室：　　　　　主考老师：　　　　　考核日期：

	项目	分值	扣分细则	扣分	得分
操作前	操作者	7	着装不规范 未洗手 未解释	-3 -2 -2	
	评估	4	未评估患者病情、药物过敏史 未评估自理能力、合作程度	各 -1 各 -1	
	核对医嘱	5	未核对医嘱	-5	
	用物准备	7	少一件 放置乱 未检查机器性能	各 -1 -2 -2	
操作过程	安全、舒适	4	未注意患者安全 未协助患者取合适体位	-2 -2	
	如需加水	9	水槽未加水 水槽加水量不足或过多	-5 -4	
	接电源	3	未接电源	-3	
	操作雾化器	6	接错导管 开关顺序错误 未预热或时间不足	-2 -2 -2	
	调节雾量	4	未调节雾化量，未设定时间	各 -2	
	指导	10	未指导吸入方法 未交代清吸入时间	-5 -5	
	观察	10	未观察病情 未观察雾化量	-5 -5	
	关机	3	关机顺序不对	-3	
	再次评估	6	未询问患者感觉 未观察病情	-3 -3	
	整理	7	未整理床单位 未协助患者取舒适体位 污物乱放、遗留用物在病房 未洗手	-2 -2 各 -1 -1	

续　表

项目		分值	扣分细则	扣分	得分
评价	态度 沟通	4	态度不认真 沟通技巧欠佳	−2 −2	
	整体性 计划性 操作时间 20min	6	整体性欠佳 无计划性 超时	−2 −2 −2	
	相关知识	5	相关知识不熟悉	−5	
总分		100		累计	

【指导内容】

1. 指导患者有痰要吐出，必要时协助排痰。

2. 一般雾化时间为 15 ～ 20min。

【注意事项】

1. 药物准备及配制应遵医嘱严格执行，并做好查对制度。

2. 正确连接雾化器装置和各管道，确保管道密闭，通畅。

3. 调节合适的雾化参数（时间，压力，流量等）。

【相关理论知识】

1. 吸入给药法。雾化装置将药液分散成细小的雾滴以气雾状喷出，使其悬浮在气体中经鼻或口由呼吸道吸入的方法。吸入药物除了对呼吸道局部产生作用外，还可通过肺组织吸收而产生全身性疗效。

2. 吸入给药法分类。超声波雾化吸入法、氧气雾化吸入法、压缩雾化吸入法、手压式雾化吸入法四种。

3. 吸入给药法优点。作用快，用量小，不良反应轻，临床应用广泛。

三、皮内注射

【目的】

1. 作各种药物过敏试验，以观察局部反应。

2. 预防接种。

3. 用于局部麻醉的起始步骤。

【操作流程】

具体见图 8-3。

操作流程	要点说明

核对
医嘱、患者、药物、药物批号
→ 严格执行床边双人查对指导

评估
(1) 患者治疗目的、用药史、过敏史、家族史等，确认无青霉素过敏史和已进食
(2) 确认注射部位皮肤颜色正常，无皮疹硬结、瘢痕、感染及皮肤划痕阳性等
(3) 药物的性质、作用及不良反应
→
(1) 对体质衰弱、情绪紧张的患者应采用卧位，以防晕针
(2) 如注射在硬结、瘢痕处可引起患者剧烈疼痛而发生虚脱，应注意避免
(3) 有过敏史者要通知医生

告知
(1) 注射的原因、药物副作用、注射后注意事项，指导患者不可用手按压注射局部，以防影响结果的观察
(2) 注射后 20min（首次注射后须 30min）内禁止离开病房或注射室，如有不适立即告知

准备
(1) 操作者：洗手、戴口罩
(2) 环境：适合无菌操作及方便抢救
(3) 用物：按医嘱备药、急救用物等
(4) 患者：尽量勿空腹，禁食者可先补液，如有不适立即告知
→ 急救盒应放在床旁桌上，能随时使用必要时准备氧气、吸痰等用物

实施
(1) 配皮试液：用 0.9% 氯化钠注射液溶解，配制标准浓度皮试液
(2) 选部位：前臂掌侧下 1/3 处
(3) 以 75% 乙醇消毒皮肤，或用生理盐水清洁皮肤
(4) 绷紧皮肤，以 5° 角刺入
(5) 固定针栓，推入 0.1ml 药液，使局部形成一皮丘，拔针
(6) 计时，操作者床边观察 5min
(7) 整理床单位及用物
→
(1) 皮试液浓度要精确
(2) 忌用碘类消毒剂
(3) 进针角度不宜过大
(4) 注入的药量要准确
(5) 勿按压针眼、按揉局部

评价
(1) 患者及家属对所作解释工作表示理解
(2) 操作规范、未给患者造成不必要的损伤
(3) 给药时间正确、剂量准确
(4) 准确判断及记录试验结果，及时、正确进行抢救或处理

观察并记录
(1) 观察皮丘及局部皮肤情况、全身反应，尤其是呼吸道及皮肤瘙痒等
(2) 注射后 20min 观察结果
(3) 按规定记录结果，并在注射单上签名，观察呼吸情况，防窒息，药液勿喷到眼睛

(1) 密切观察病情，操作者在床边观察 5min 后方可离开，患者皮试后 20min（首次注射后须 30min）内不得离开病床或注射室，即不能离开医生护士的观察视线。必要时，皮试前可先告知医生，确保过敏试验观察期间有医生在场
(2) 及时处理各种过敏反应，若发生过敏性休克应就地抢救
(3) 正确判断皮试结果。如对皮试结果有怀疑，应在对侧前臂皮内注射 0.9% 氯化钠溶液 0.1ml，以作对照

图 8-3 皮内注射操作流程

【评分标准】

具体见表 8-3。

表 8-3 皮内注射评分标准

考生姓名： 所在科室： 主考老师： 考核日期：

项目		分值	扣分细则	扣分	得分
操作前	操作者仪态	5	着装不规范 未洗手	−3 −2	
	评估	5	未评估患者身体状况 未评估注射部位皮肤状况 未解释 未询问药物过敏史、用药史、家族史和进食情况	−1 −1 −1 −2	
	核对医嘱	2	未双人核对	−2	
	用物准备	6	少一件、放置乱、未铺盘 未准备过敏抢救物品	各 −1 −3	
操作过程	安全、舒适	4	未注意患者安全 未协助患者取合适体位	−2 −2	
	检查	8	未执行三查七对	各 −2	
	操作	35	未查对 皮试液配制不规范、消毒不符合要求 违反操作常规、消毒液未干进针、未绷紧皮肤、进针角度或深度不对、固定手法不正确、量不准、漏药液、未形成皮丘、未看时间、未交代注意事项	−5 各 −5 各 −5	

续　表

项目		分值	扣分细则	扣分	得分
操作过程	观察	10	未观察全身反应 未观察局部皮肤改变情况 未两名护士观察结果	−3 −3 −4	
	整理	10	未整理床单位 未协助患者取舒适体位 污物乱放、遗留用物在床旁 未洗手 一项未记录	−2 −2 −2 −2 −2	
评价	态度、沟通	4	沟通技巧不佳 态度不认真	−2 −2	
	整体性 计划性 操作时间 15min	6	整体性欠佳 无计划性 超时	−2 −2 −2	
	相关知识	5	相关知识不熟悉	各 −1	
总分		100		累计	

【指导内容】

1. 如患者对皮试药物有过敏史，禁止皮试。

2. 指导患者勿按压针眼、按揉局部。

3. 指导患者皮试后 20min（首次注射后 30min）内不得离开病床或注射室，即不能离开医生护士的观察视线。

【注意事项】

1. 严格遵循过敏试验安全核查；遵守无菌操作技术、标准预防、安全注射和给药原则。

2. 评估患者用药史、过敏史及家族史。确认患者无过敏史，如有青霉素过敏史者则停止该项试验，有其他药物过敏史或变态反应疾病史应慎用。

3. 备好相应的抢救药物与设备并处于备用状态。如青霉素过敏试验必须备 0.1% 盐酸肾上腺素等。

4. 皮试液现配现用。

5. 确认患者进食情况，患者不宜空腹时进行皮试。

6.详细记录皮试结果。皮试结果阳性者在体温单、医嘱单、床头卡、一览表、注射单、护理记录单或门诊病历上用红笔加以注明，以及将结果告知患者及家属。

【相关理论知识】

1.皮内注射是将少量药液或生物制品注射于表皮与真皮之间的方法，主要用于皮肤过敏试验、预防接种及局部麻醉的起始步骤。

2.结核菌素试验是一种诊断结核的方法。结核菌素有旧结核菌素和纯蛋白衍生物结核菌素。

3.皮试液浓度要准确。青霉素 200 ～ 500U/ml，破伤风抗毒素 150U/ml，普鲁卡因溶液 0.25%，细胞色素 C 0.75mg/ml，链霉素 2500U/ml，头孢菌素类 500μg/ml。

4.皮试结果的判断。①阴性：皮丘局部无红肿，无自觉症状。②阳性：皮丘局部隆起，并出现红晕，硬块，直径大于 1cm，或红晕周围有伪足，痒感，严重时全身出现皮疹或过敏性休克反应。有些患者只出现直径为 1cm 的硬结，全身反应为不同程度的恶心、呕吐、腹痛、心慌，严重者出现过敏性休克。③假阳性：由于稀释液的刺激，也可出现假阳性反应，皮丘不大，红晕直径小于 1cm，应在另一侧前臂做生理盐水对照试验。④迟缓反应：有些患者过敏试验虽阴性，但在注射药物数小时或数日后，出现发热、皮疹，甚至过敏性休克症状，应立即停药及处理。皮丘红肿，周围伴伪足，局部有瘙痒感。

四、皮下注射

【目的】

1.需迅速达到药效、不能或不宜经口服给药时采用。

2.预防接种。

3.局部麻醉用药。

【操作流程】

具体见图 8-4。

操作流程

要点说明

核对
医嘱、患者、药物

→ 严格执行床边双人查对制度

评估
(1) 患者病情、用药史、家族史、不良反应史等
(2) 营养状态、确认注射部位组织无瘢痕、炎症、硬结等
(3) 药物的性质、作用及不良反应
(4) 患者对药物的了解程度及心理反应

→ 根据患者的营养状态，把握进针深度，避免误入肌肉组织

告知
注射的原因、药物副作用、注意事项等

→ 注射胰岛素要先准备好食物

准备
(1) 操作者：洗手、戴口罩
(2) 环境：清洁、舒适、适合无菌操作
(3) 用物：按医嘱备药、消毒用物、注射器等

→ (1) 严格遵守无菌操作原则
(2) 进针不宜过深，以免刺入肌层；对消瘦者，可捏起皮肤并减少进针角度刺入
(3) 进针后无回血后方可推注药液
(4) 掌握无痛注射技巧
(5) 离开患者时要确保注射部位不出血
(6) 长期注射者应注意注射部位的轮换，禁止在注射后行局部按摩或热敷

实施
(1) 药物的作用，方法，副作用及注意事项，消毒皮肤，再次核对，排尽空气
(2) 采用较长针头注射时（8mm），针头与皮肤呈30°
(3) 评估：患者病情、合作能力用药史、过敏史、家族史等、进食能力及方式和安全性
(4) 垂直进针
(5) 固定针头，无回血后慢慢推注药液
(6) 注射毕，快速拔针，用无菌干棉签轻按片刻
(7) 协助患者取舒适体位

评价
(1) 患者及家属对所作解释工作表示理解
(2) 操作规范、未给患者造成不必要的损伤
(3) 给药时间正确、剂量准确

观察并记录
(1) 观察注射过程中患者的反应、用药后的疗效和不良反应
(2) 在注射单上签名，必要时做好记录

→ 若注射胰岛素者要密切观察有无低血糖发生，注射后及时进食，勿剧烈运动、按摩、日光浴等

图 8-4　皮下注射操作流程

【评分标准】

具体见表 8-4。

表 8-4　皮下注射评分标准

考生姓名：　　　　所在科室：　　　　主考老师：　　　　考核日期：

项目		分值	扣分细则	扣分	得分
操作前	操作者仪态	5	着装不规范 未洗手	−3 −2	
	评估	5	未评估患者身体状况、未解释药物性质、作用及不良反应、未评估患者用药史、过敏史、未评估注射部位皮肤状况、未解释未评估患者合作程度	各 −1	
	核对医嘱	2	未核对	−2	
	用物准备	6	少一件 放置乱	各 −1 −1	
操作过程	安全、舒适	4	未注意患者安全 未协助患者取合适体位	−2 −2	
	吸药、排气	8	污染、手法不正确 浪费药液、未排气或排气不尽	各 −2	
	操作	35	操作前中后查对 选错部位 消毒范围小、消毒液未干进针 未绷紧或捏起皮肤 持针不正确、角度或深度不正确 未固定、回抽不正确或未回抽 推药过快、漏出药液	各 −5	
	观察	10	观察注射过程中患者的反应、用药后疗效和不良反应	各 −5	
	整理	10	未整理床单位 未协助患者取舒适体位 污物乱放、遗留用物在床旁 未洗手 一项未记录	−2 −2 −2 −2 −2	
评价	态度、沟通	4	沟通技巧不佳 态度不认真	−2 −2	

续 表

项目		分值	扣分细则	扣分	得分
评价	整体性 计划性 操作时间 8min	6	整体性欠佳 无计划性 超时	−2 −2 −2	
	相关知识	5	相关知识不熟悉	各 −1	
	总分	100		累计	

【指导内容】

1. 解释操作目的及配合、注意事项。

2. 注射胰岛素时，告知患者注射后 15min 开始进食，以免注射时间过长造成低血糖反应。

3. 经常注射者应每次更换注射部位。

【注意事项】

1. 严格遵循床边查对制度。遵循无菌技术操作原则、标准预防原则、安全注射原则和给药原则。

2. 评估患者病情和用药情况；评估并选择合适的注射部位；评估患者皮肤情况。

3. 告知患者药物相关知识及注射的配合技巧、注意事项。

4. 选择合适的注射器及注射部位。需长期注射者，有计划地更换注射部位，用细长针头将药物注入深部组织，可避免或减少硬结的产生。

5. 掌握进针深度，对消瘦者及小儿应减少刺入的深度。一旦发生断针，即用一手捏紧局部肌肉以防针头移位，并尽快用止血钳将断段取出。

6. 注射时掌握无痛注射技巧

(1) 取适当体位，放松局部肌肉，分散注意力。

(2) 注射时"二快一慢"（进针快、拔针快、推药慢）。刺激性强、药液量过大或 pH 过高或过低的药物，应选择长型的或 8 ~ 9 号针头。进针要深，推药速度要慢。

(3) 多种药物同时注射，应先注入无刺激性或刺激性小的药物。

7. 注射中后观察患者反应、用药效果及副作用等。

【相关理论知识】

1. 皮下注射是将少量药液或生物制剂注入皮下组织的方法。皮下注射主要适用于不宜口服给药而需在一定时间内发生药效时，或用于预防接种及局部麻醉用药。

2. 常用注射部位为上臂三角肌下缘及股外侧。

五、肌内注射

【目的】

不宜口服、要求起效较快而又不适于或不必要采用静脉注射者。

【操作流程】

具体见图 8-5。

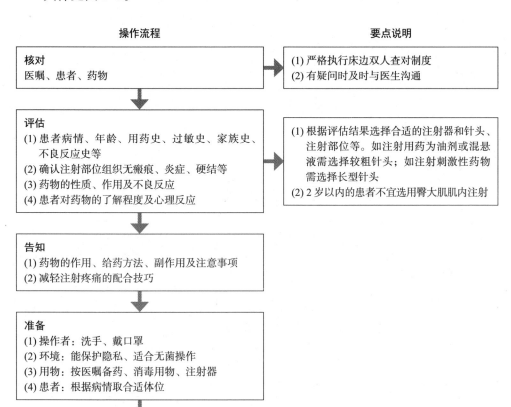

操作流程	要点说明
核对 医嘱、患者、药物	(1) 严格执行床边双人查对制度 (2) 有疑问时及时与医生沟通
评估 (1) 患者病情、年龄、用药史、过敏史、家族史、不良反应史等 (2) 确认注射部位组织无瘢痕、炎症、硬结等 (3) 药物的性质、作用及不良反应 (4) 患者对药物的了解程度及心理反应	(1) 根据评估结果选择合适的注射器和针头、注射部位等。如注射用药为油剂或混悬液需选择较粗针头；如注射刺激性药物需选择长型针头 (2) 2 岁以内的患者不宜选用臀大肌肌内注射
告知 (1) 药物的作用、给药方法、副作用及注意事项 (2) 减轻注射疼痛的配合技巧	
准备 (1) 操作者：洗手、戴口罩 (2) 环境：能保护隐私、适合无菌操作 (3) 用物：按医嘱备药、消毒用物、注射器 (4) 患者：根据病情取合适体位	

实施

(1) 消毒、吸药
(2) 协助患者取合适体位
(3) 定注射部位，消毒皮肤
(4) 再次核对，排尽空气
(5) 绷紧皮肤，针头垂直刺入针梗的 2/3
(6) 固定针头，回抽无回血后以均匀的速度缓慢推注药液
(7) 注药后快速拔针，无菌棉签按压穿刺点
(8) 协助患者穿好衣裤，取舒适体位
(9) 用物分类处理
(10) 操作过程中严格执行无菌技术操作原则

(1) 严格遵守无菌操作原则
(2) 注射部位要远离神经、血管，不可在炎症、瘢痕、硬结、皮肤受损处进针
(3) 掌握进针深度，不可将针梗全部刺入
(4) 进针后无回血方可推注药液
(5) 掌握无痛注射技巧
(6) 对刺激性强、药液量过大或 pH 过高或过低的药物，进针要深，推药速度要慢
(7) 多种药物同时注射，先注入无刺激性或刺激性小的药物
(8) 患者离开时要确保注射部位不出血
(9) 按消毒隔离、标准预防原则处理用物

评价

(1) 给药时间、剂量正确，注射部位及深度准确
(2) 观察注射过程中患者的反应、用药后的疗效和不良反应

观察与记录

在注射单上签名，必要时做好记录

图 8-5　肌内注射操作流程

【评分标准】

具体见表 8-5。

表 8-5　肌内注射评分标准

姓名：　　　　　所在科室：　　　　　主考老师：　　　　　考核日期：

项目		分值	扣分细则	扣分	得分
操作前	操作者仪表	2	着装不规范 未洗手	−1 −1	
	评估	4	未评估病情、注射部位情况 未评估患者对给药的认识及合作程度	各 −1 −1	
	告知	3	药物作用、方法、副作用及注意 事项和减轻疼痛的配合技巧	各 −1	
	核对	3	医嘱、患者、药物	各 −1	
	用物准备	5	少一件 放置乱、未铺盘	各 −1 各 −1	
	环境准备	2	未关门窗、未遮挡患者	各 −1	

项目		分值	扣分细则	扣分	得分
操作过程	安全、舒适	6	未注意患者安全、保暖 未协助患者取合适体位	各 -2 -2	
	吸药、排气	8	污染、手法不正确 浪费药液、未排气或排气不尽	各 -2 各 -2	
	核对、选部位	7	未再次核对 选错部位	-2 -5	
	消毒 查对 进针	18	消毒范围小、不规范 进针前未查对、消毒液未干则进针 未绷紧皮肤、持针不正确 角度或深度不正确	各 -1 各 -2 各 -2 各 -4	
	固定、回抽	4	未固定、回抽不正确或未回抽	各 -2	
	推药 拔针 再查对	15	推药过快、漏出药液 未观察患者反应 拔针方法不正确 操作后未查对	各 -2 -3 -3 -2	
	整理	5	未整理床单位 未协助患者取舒适体位 污物乱放、遗留用物在病房 未分类放置、未洗手 一项未记录	-1 -1 -1 各 -1 -1	
	观察与记录	3	观察注射过程中患者的反应、用药后疗效和不良反应	各 -1	
评价	态度 沟通	4	态度不认真 沟通技巧不佳，未体现人文关怀	-2 -2	
	整体性 计划性 操作时间 8min	6	整体性欠佳，违反无菌技术操作原则 计划性欠佳 超时	-2 -2 -2	
	相关知识	5	相关知识不熟悉	各 -1	
总分		100		累计	

【指导内容】

1. 告知患者药物相关知识及注意事项。

2. 告知患者注射的配合技巧，注射时勿紧张，肌肉放松以利于药液吸收。

【注意事项】

1. 严格遵循执行床边双人查对制度。遵循无菌技术操作原则、标准预防原则、安全注射原则和给药原则。预防发生神经性损伤、针头堵塞、局部或全身感染、疼痛、针口渗液等风险。

2. 严格检查药品质量，如发现药液有变质、沉淀、浑浊，药物超过有效期，安瓿、密闭瓶有裂痕和密闭盖有松动等现象，则不能应用。

3. 评估患者病情和用药情况；评估并选择合适的注射部位，切勿在有炎症、破损及患皮肤病处进针；评估患者皮肤情况。

4. 告知患者药物相关知识及注射的配合技巧、注意事项。

5. 选择合适的注射器及注射部位。需长期注射者，有计划地更换注射部位，用细长针头将药物注入深部组织，可避免或减少硬结的产生。

6. 掌握进针深度，对消瘦者及小儿应减少刺入的深度。一旦发生断针，即用一手捏紧局部肌内以防针头移位，并尽快用止血钳将断端取出。

7. 进针后回抽无回血方可推注药液。

8. 注射中后观察患者反应、用药效果及副作用等。

9. 同时注射两种药物时，应注意配伍禁忌。

【相关理论知识】

1. 掌握无痛注射技巧

(1) 取适当体位，放松局部肌肉，分散注意力。

(2) 注射时"二快一慢"（进针快、拔针快、推药慢）。刺激性强、药液量过大或pH 过高或过低的药物，应选择长型的或 8～9 号针头。进针要深，推药速度要慢。

(3) 多种药物同时注射，应先注入无刺激性或刺激性小的药物。

2. 正确定位

(1) 臀大肌内注射：①十字法：从臀裂顶点向左或右做一水平线，然后从髂棘最高点做一垂直线，其外上象限为注射部位，注意避开内角。②连线法：取髂前上棘与尾骨连线的外上 1/3 处。

(2) 臀中肌、臀小肌注射：①以环指指尖和中指指尖分别置于髂前上棘和髂嵴下缘处，这样，髂嵴、环指、中指之间便构成一个三角区域，此区域即为注射部位。②髂前上棘外侧三横指处（以患者自己手指的宽度为标准）。

(3) 股外侧肌肌内注射：大腿中段外侧。

(4) 上臂三角肌内注射：取上臂外侧、肩峰下 2～3 横指处（只能作小剂量注射）。

六、静脉注射

【目的】

1. 注入液体和药物已达解毒、治疗和控制感染的目的。

2. 补充营养和水分，维持和调节体内水电解质和酸碱平衡。

3. 补充体液，纠正血容量不足，改善微循环。

【操作流程】

具体见图 8-6。

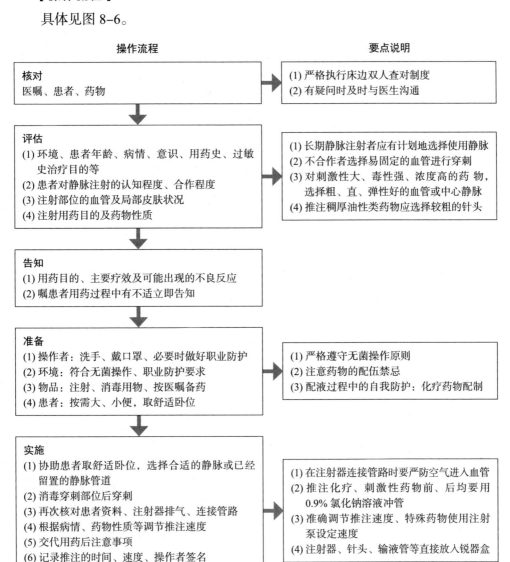

操作流程

核对
医嘱、患者、药物

要点说明

(1) 严格执行床边双人查对制度
(2) 有疑问时及时与医生沟通

评估
(1) 环境、患者年龄、病情、意识、用药史、过敏史治疗目的等
(2) 患者对静脉注射的认知程度、合作程度
(3) 注射部位的血管及局部皮肤状况
(4) 注射用药目的及药物性质

(1) 长期静脉注射者应有计划地选择使用静脉
(2) 不合作者选择易固定的血管进行穿刺
(3) 对刺激性大、毒性强、浓度高的药物，选择粗、直、弹性好的血管或中心静脉
(4) 推注稠厚油性类药物应选择较粗的针头

告知
(1) 用药目的、主要疗效及可能出现的不良反应
(2) 嘱患者用药过程中有不适立即告知

准备
(1) 操作者：洗手、戴口罩、必要时做好职业防护
(2) 环境：符合无菌操作、职业防护要求
(3) 物品：注射、消毒用物、按医嘱备药
(4) 患者：按需大、小便，取舒适卧位

(1) 严格遵守无菌操作原则
(2) 注意药物的配伍禁忌
(3) 配液过程中的自我防护：化疗药物配制

实施
(1) 协助患者取舒适卧位，选择合适的静脉或已经留置的静脉管道
(2) 消毒穿刺部位后穿刺
(3) 再次核对患者资料、注射器排气、连接管路
(4) 根据病情、药物性质等调节推注速度
(5) 交代用药后注意事项
(6) 记录推注的时间、速度、操作者签名
(7) 整理患者及床单位、用物分类处理

(1) 在注射器连接管路时要严防空气进入血管
(2) 推注化疗、刺激性药物前、后均要用 0.9% 氯化钠溶液冲管
(3) 准确调节推注速度、特殊药物使用注射泵设定速度
(4) 注射器、针头、输液管等直接放入锐器盒

观察与记录	
(1) 观察注射部位有无红肿、疼痛 (2) 观察患者有无不良反应、若出现不良反应，则暂停此药，通知医生处理，并做好记录	如在用药过程中患者主诉不适或出现病情异常变化时，因立即停止注射并及时处理

图 8-6　静脉注射操作流程

【评分标准】

具体见表 8-6。

表 8-6　静脉注射评分标准

姓名：　　　　　所在科室：　　　　　主考老师：　　　　　考核日期：

项目		分值	扣分细则	扣分	得分
操作前	操作者仪表	2	着装不规范 未洗手	−4	
	评估	4	未评估环境、患者年龄、病情、意识、过敏史、用药史、自理程度、合作程度 未评估注射部位静脉、肢体血液循环情况 未评估药物对血管的影响	各 −1	
	告知	3	用药原因、治疗效果及毒副作用和注意事项及不适告知	各 −1	
	核对医嘱	3	医嘱、患者、药物	各 −1	
	用物准备	5	少一件、放置乱、未铺盘	各 −1	
操作过程	安全、舒适	4	未注意患者安全 未协助患者取合适体位	各 −2	
	选注射器、针头	4	注射器、针头选择不当	各 −2	
	吸药	6	未核对、未消毒安瓿 方法不正确	各 −2	
	选静脉	6	未再核对、止血带方向向下 血管选择不当	各 −2 −2	
	消毒	4	消毒范围小、不规范	各 −2	
	排气	4	污染、排气方法不对、未排气	各 −2	
	查对 进针	10	进针前未查对、进针角度不正确 一次穿刺不成功	各 −4 −6	
	固定	3	固定方法不正确	−3	

项目		分值	扣分细则	扣分	得分
操作过程	推药	6	推药过快或未观察病情	各 –3	
	拔针	5	按压不当或未交代按压方法 拔针方法不正确	各 –1 –3	
	核对	4	少对或漏签名	各 –2	
	交代	4	未交代注意事项	–2	
	整理	5	未整理床单位 未协助患者取舒适体位 污物乱放、遗留用物在病房 未分类处置、未洗手 一项未记录	各 –1	
	观察与记录	3	注射过程病情观察及患者主诉、药物疗效及反应，做好记录	各 –1	
评价	态度 沟通	4	态度不认真 沟通技巧欠佳	各 –2	
	整体性、计划性 操作时间 10min	6	整体性、计划性欠佳 超时	各 –2 –2	
	相关知识	5	相关知识不熟悉	各 –1	
总分		100		累计	

【指导内容】

询问患者是否有药物过敏、碘或胶布过敏，用药过程有不适及时告知。

【注意事项】

1. 严格执行查对制度。

2. 根据药物的性质、量和使用时间选择合适的注射器和针头，推注浓厚油性类药物应选择较粗的针头。

3. 注意药物的配伍禁忌。

4. 选择合适的静脉。

5. 配液过程中做好自我防护，严防空气进入血管。

6. 推注化疗、刺激性药物前、后均要用盐水冲管。

【相关理论知识】

1. 静脉注射是通过静脉用注射器推注给药的一项技术操作。

2. 选择合适的静脉，选择血管应遵循由远心端到近心端，由小静脉到大静脉的原则。

3. 下肢静脉不作为成人选择穿刺血管的常规部位，但有上腔静脉压迫证的患者尽量选择不在上肢静脉穿刺。

七、密闭式静脉输液

【目的】

1. 补充水分及电解质，常用于脱水，酸碱代谢紊乱的患者。

2. 补充营养，供给热量，常用于消耗性疾病，胃肠道吸收障碍及不能由口进食，如昏迷或口腔疾病的患者。

3. 输入药物，治疗疾病。

4. 增加循环血量，改善微循环，维持血压。用于严重烧伤、大出血、休克等。

【操作流程】

具体见图 8-7。

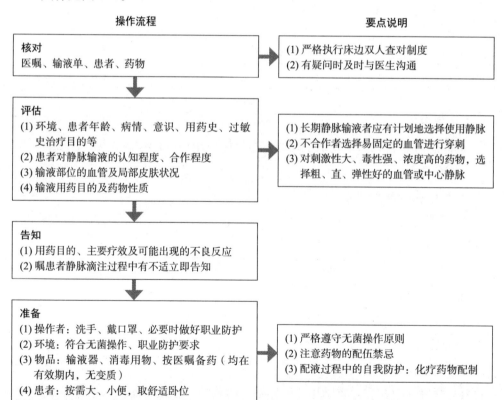

操作流程	要点说明
核对 医嘱、输液单、患者、药物	(1) 严格执行床边双人查对制度 (2) 有疑问时及时与医生沟通
评估 (1) 环境、患者年龄、病情、意识、用药史、过敏史治疗目的等 (2) 患者对静脉输液的认知程度、合作程度 (3) 输液部位的血管及局部皮肤状况 (4) 输液用药目的及药物性质	(1) 长期静脉输液者应有计划地选择使用静脉 (2) 不合作者选择易固定的血管进行穿刺 (3) 对刺激性大、毒性强、浓度高的药物，选择粗、直、弹性好的血管或中心静脉
告知 (1) 用药目的、主要疗效及可能出现的不良反应 (2) 嘱患者静脉滴注过程中有不适立即告知	
准备 (1) 操作者：洗手、戴口罩、必要时做好职业防护 (2) 环境：符合无菌操作、职业防护要求 (3) 物品：输液器、消毒用物、按医嘱备药（均在有效期内，无变质） (4) 患者：按需大、小便，取舒适卧位	(1) 严格遵守无菌操作原则 (2) 注意药物的配伍禁忌 (3) 配液过程中的自我防护：化疗药物配制

实施
(1) 协助患者取舒适卧位，选择合适静脉或已留置的静脉管道
(2) 挂瓶者核对患者资料、输液单、输液药品。输液器排气，检查有无气泡，第一次排气不排出药液，输液者再次排气，检查有无气泡，再次核对患者资料，输液单，输液药品
(3) 消毒 2 次穿刺部位后穿刺，固定妥善
(4) 根据患者年龄、病情、药物性质等调节输液速度
(5) 交代用药后注意事项
(6) 再次核对患者资料，输液单，输液药品
(7) 记录输液的时间、速度、操作者签名
(8) 整理患者及床单位、用物分类处理

(1) 在注射器连接管路时要严防空气进入血管
(2) 静滴化疗、刺激性药物前、后均要用 0.9% 氯化钠溶液冲管
(3) 准确调节静滴速度、特殊药物使用输液泵设定速度
(4) 注射器、针头、输液管等直接放入锐器盒

观察与记录
(1) 观察静脉穿刺部位有无红肿、疼痛
(2) 观察有无液体不滴等输液故障，及时处理，保持输液过程顺利进行
(3) 观察患者有无发热，循环负荷过重，静脉炎，空气栓塞等输液反应。若出现输液反应，则立即暂停此药，通知医生处理，并做好记录

如在用药过程中患者主诉不适或出现病情异常变化时，因立即停止输液并及时处理

图 8-7　密闭式静脉输液操作流程

【评分标准】

具体见表 8-7。

表 8-7　密闭式静脉输液评分标准

姓名：　　　　　　所在科室：　　　　　　主考老师：　　　　　　考核日期：

项目		分值	扣分细则	扣分	得分
操作前	操作者仪表	2	着装不规范、未洗手	各 –1	
	评估	4	未评估病情、生命体征、用药史、过敏史、注射部位静脉情况 未评估患者自理程度、合作程度 未解释、未问二便	各 –1	
	告知	5	未告知遵医行为的重要性、输液期间的注意事项、输入药物的作用、可能出现的不良反应及表现、勿擅自调节滴速	各 –1	
	查对	5	少对一项、有质量问题查不出	各 –1	
	用物准备	4	少一件、放置乱	各 –1	

项目		分值	扣分细则	扣分	得分
操作过程	安全、舒适	2	未注意患者安全、未协助患者取合适体位	各 −1	
	核对	5	未双人核对、少核对一项	各 −1	
	挂输液瓶	2	挂瓶未注意无菌原则	−2	
	排气	6	未拧紧针头、一次不成功 浪费药液	各 −2 −2	
	选静脉	4	血管选择不当、止血带方向向下	各 −2	
	消毒	4	消毒范围小、不规范	各 −2	
	再排气	4	排气不正确、浪费药液	各 −2	
	输液前核对	3	核对少一项	各 −1	
	进针	14	进针角度不正确、进针过浅 一次穿刺不成功	各 −3 −8	
	固定	2	固定方法不正确	−2	
	调节滴速	2	未按要求调节滴速	−2	
	核对	4	未核对、未签名	各 −2	
	交代	4	未交代注意事项	−4	
	整理	5	未整理床单位、未协助患者取舒适体位 污物乱放、遗留用物在病房 未分类放置、未洗手	各 −1	
	观察与记录	5	未及时记录 未要求巡视患者，未观察穿刺部位、肢体及不良反应 发现不良反应处理能力欠缺	各 −1	
评价	态度与沟通	4	态度不认真、沟通技巧欠佳	−1	
	整体性、计划性 操作时间 12min	6	整体性、计划性欠佳 超时	各 −2 −2	
	相关知识	4	相关知识不熟悉	−4	
总分		100		累计	

【指导内容】

1. 告知患者静脉输液目的。

2. 告知静脉输注药物的作用及不良反应等。

3. 告知患者穿刺时的配合技巧，避免紧张，放松肌肉以利于药液的吸收。

【注意事项】

1. 严格执行无菌操作和查对制度，预防感染及差错事故的发生。

2. 根据病情需要，合理安排输液顺序，并根据治疗原则，按急、缓及药物半衰期等情况合理分配药物。

3. 对需长期输液患者，要注意保护和合理使用静脉，一般从远端小静脉开始穿刺（抢救时可例外）。

4. 输液前应排尽输液管及针头空气，药液滴尽前要按需及时更换溶液瓶或拔针，严防造成空气栓塞。

5. 注意药物的配伍禁忌，对于刺激性或特殊药物，应在确认针头已刺入静脉内时再输入。

6. 严格掌握输液的速度。对有心、肺、肾疾病的患者，老年患者、婴幼儿以及输注高渗、含钾或升压药液的患者，要适当减慢输液速度，对要严重脱水，心肺功能良好者可适当加快输液速度。

【相关理论知识】

1. 静脉输液是利用大气压和液体静压原理将大量无菌液体、电解质、药物由静脉输入体内的方法。

2. 输液前确认患者无凝血功能障碍，或没有正在服用影响凝血功能的药物。

3. 输液时选择合适的静脉，一般选择粗、直、弹性好、无静脉瓣的血管。

4. 根据治疗目的和药物性质，选择不同类型的穿刺针。在满足输液需求的前提下，选择型号最小、最短的穿刺针；需要快速输液时，可选择大型号的穿刺针。

八、密闭式静脉输血

【目的】

1. 增加血容量　增加有效循环血量，改善心肌功能和全身血液灌流，提高血压，促进循环。用于失血、失液引起的血容量减少或休克患者。

2. 增加血红蛋白　促进携氧功能。用于纠正贫血。

3. 供给血小板和各种凝血因子　有助于止血。用于凝血功能障碍患者。

4. 输入抗体、补体　增强机体免疫能力。用于严重感染患者。

5. 增加白蛋白　维持胶体渗透压，减轻组织渗出和水肿。用于低蛋白血症患者。

【操作流程】

具体见图 8-8。

操作流程　　　　　　　　　　　　　　　　　　　要点说明

```
┌─────────────────────────────────┐        ┌─────────────────────────────────┐
│ 核对                             │        │ 严格执行床边双人核对             │
│ 医嘱、患者、输血史、同意书、血型、血液制品、  │───────▶│                                  │
│ 交叉配血结果                     │        │                                  │
└─────────────────────────────────┘        └─────────────────────────────────┘
              │
              ▼
┌─────────────────────────────────┐        ┌─────────────────────────────────┐
│ 评估                             │        │ (1) 对发热患者，要处理发热后再输血 │
│ (1) 患者的病情（尤其体温）、意识状态、体位、大 │        │ (2) 对小儿、老人、重度贫血患者，要防止 │
│    小便及其他需求                │        │    循环负荷过重                   │
│ (2) 输血指征、输血史以及相关知识了解程度 │───────▶│ (3) 尽量选择直、粗、弹性好、易固定的 │
│ (3) 输血途径、穿刺部位皮肤、血管情况 │        │    血管                           │
│ (4) 患者心理状态、配合程度        │        │ (4) 通常使用 22 ～ 24G 套管针，必要时从 │
│                                  │        │    中心静脉导管输注               │
│                                  │        │ (5) 了解患者有无输血史和不良反应史 │
└─────────────────────────────────┘        └─────────────────────────────────┘
              │
              ▼
┌─────────────────────────────────┐        ┌─────────────────────────────────┐
│ 告知                             │        │ (1) 不要私自调节输血速度          │
│ 输血目的、操作过程、配合事项、不良反应以及输 │        │ (2) 注意活动度防止输血器脱落      │
│ 血费用，取得患者配合             │───────▶│ (3) 出现气促、胸闷、皮肤瘙痒、发热、寒 │
│                                  │        │    战等不适症状及时告知护士       │
│                                  │        │ (4) 输血的费用等                  │
└─────────────────────────────────┘        └─────────────────────────────────┘
              │
              ▼
┌─────────────────────────────────┐        ┌─────────────────────────────────┐
│ 准备                             │        │ (1) 取血前测量患者生命体征        │
│ 1. 操作者：着装整洁，洗手，戴口罩、双人核对 │        │ (2) 做好配血、取血时的核对，如有异常及 │
│ (1) 配血：将血样、输血申请单（医生填写）送血 │        │    时联系输血科                   │
│    库做交叉配血                  │        │ (3) 按要求备好抢救药品及物品      │
│ (2) 取血：携输血本及领血无菌盘取血，护士与发 │───────▶│ (4) 做好血液运送和保存：使用无菌盘，血 │
│    血者双方交接查对              │        │    液经血库发出后，应在 30min 内给患者 │
│ (3) 输血前必须经 2 名医护人员核对，共同检查血 │        │    输注                           │
│    液的采血日期、血袋有无外渗、有无裂痕，确 │        │                                  │
│    认有无溶血、凝块等            │        │                                  │
│ 2. 环境：无菌操作、便于抢救       │        │                                  │
│ 3. 物品：静脉输液用物、输血器、0.9% 氯化钠溶 │        │                                  │
│    液、配血单、医嘱单、套管针等   │        │                                  │
│ 4. 患者：按需大小便，取舒适体位，体温＜ 38.5℃， │        │                                  │
│    留陪人                        │        │                                  │
└─────────────────────────────────┘        └─────────────────────────────────┘
              │
              ▼
```

实施

(1) 双人核对医嘱、治疗单及发血报告单

(2) 携病历,推治疗车到患者床旁,双人核对患者床号、姓名、年龄、住院号、诊断

(3) 协助患者取舒适体位

(4) 建立静脉通道后先输入少量 0.9% 氯化钠溶液再连接血袋进行静脉输血

(5) 调节滴速,输血后再次核对医嘱、治疗单、发血报告单

(6) 洗手、记录输血时间、输血本签名

(7) 输血完毕,用 0.9% 氯化钠溶液 100 ～ 250ml 冲管

(8) 整理床单位,用物按医疗垃圾分类处理

(9) 血袋由专人立刻送回检验科保存

(1) 双人核对方法:平行三角核对法

(2) 调节滴速:输注起始速度宜慢,观察 15min 无不良反应后调整为正常速度输注速度

(3) 静脉输血 1h 后,应测量生命体征,查看患者无不适反应,如发生输血反应按"输血反应处理流程"予以处理

(4) 血小板和冷沉淀融化后应尽快输注,应以患者可耐受的最快速度输注

(5) 需要同时输入多种成分血和血液制品时,应先输丙种球蛋白、再输血小板、再输红细胞

(6) 输注两袋血之间要用生理盐水冲管

(7) 输血完毕后再次核对

观察与记录

(1) 观察患者的局部和全身反应,如皮疹、寒战、发热等

(2) 记录输血起始和结束时间、速度、输血量、输注是否通畅、患者的主诉等

(3) 将发血报告单贴在病历上

输血过程中,按要求巡视患者,观察有无局部疼痛,有无输血反应,如有严重反应,应立即停止输血,保留余血,以供检查分析原因

图 8-8 密闭式静脉输血操作流程

【评分标准】

具体见表 8-8。

表 8-8 密闭式静脉输血评分标准

姓名: 所在科室: 主考老师: 考核日期:

项目		分值	扣分细则	扣分	得分
操作前	操作者仪表	2	着装不规范、未洗手	各 -1	
	评估	4	未评估病情、生命体征、输血史、输血指征、注射部位静脉情况 未评估患者自理程度、合作程度 未解释、未问二便	各 -1	
	告知	5	未告知遵医行为的重要性、输血期间的注意事项 输入血液制品的作用、可能出现的不良反应及表现 勿擅自调节滴速	各 -1	
	查对	5	少对一项、有质量问题查不出	各 -1	
	用物准备	4	少一件、放置乱	各 -1	

项目		分值	扣分细则	扣分	得分
操作过程	安全、舒适	2	未注意患者安全、未协助患者取合适体位	各 −1	
	核对	5	未双人核对、少核对一项	各 −1	
	输血器连接留置针挂生理盐水输液瓶	6	留置针型号选择不当 插输血器前消毒瓶口方法不正确 未再次核对	−2 各 −2	
	排气	6	未拧紧针头、一次不成功 浪费药液	各 −2 −2	
	选静脉	4	血管选择不当、止血带方向向下	各 −2	
	消毒	4	消毒范围小、不规范	各 −2	
	再排气	4	排气不正确、浪费药液	各 −2	
	查对进针	14	进针前未查对、进针角度不正确 一次穿刺不成功	各 −3 −8	
	固定	2	固定方法不正确	−2	
	输血前核对	3	未进行平行三角法核对、核对少一项	各 −1	
	连接血袋	2	消毒不正确、刺破血袋	各 −1	
	调节滴速	2	未按要求调节滴速	−2	
	核对	2	未核对、未签名	各 −1	
	交代	2	未交代注意事项	−2	
	整理	5	未整理床单位、未协助患者取舒适体位 污物乱放、遗留用物在病房 未分类放置、未洗手	各 −1	
	观察与记录	5	未及时记录 未要求巡视患者，观察穿刺部位、肢体及不良反应并处理 发血报告单未粘贴病历 血袋未立刻送至检验科保存	各 −1	
评价	态度与沟通	2	态度不认真、沟通技巧欠佳	−1	
	整体性计划性操作时间12min	6	整体性、计划性欠佳 超时	各 −2 −2	
	相关知识	4	相关知识不熟悉	各 −1	
总分		100		累计	

【指导内容】

1. 输血前监测生命体征。

2. 输血期间禁止随意调节滴速。

3. 输血期间出现发冷、寒战、发热、皮肤瘙痒或腰背部剧烈疼痛等不适，立即告知医护人员。

【注意事项】

1. 输血前和床旁输血时应分别经双人核对输血信息，无误方可输入。

2. 取回的血应尽快输用，不得自行贮血。全血、成分血和其他血制品应从血库取出后30min内输注，2个单位的全血或成分血应在4h内输完。从发血到输血结束，最长时限按医院血库规定执行。输血前将血袋内成分轻轻混匀，避免剧烈震荡。

3. 输血前先输注生理盐水，冲洗输血器。两个血之间应输注生理盐水，冲洗输血管道。输血起始速度宜慢每分钟15～20滴，观察15min后无不适后再根据患者病情、年龄及输注血制品的成分调整滴速，可调整为每分钟40～60滴。待血液输完时，继续滴入少量生理盐水。

4. 血液制品不应加热，血液内不可随意加入其他药品，如钙剂、酸剂及碱性药品、高渗或低渗液，以防血液凝集或溶解。

5. 输血过程中，应密切观察患者，有无局部疼痛，有无输血反应，每15分钟巡视一次，并在输液卡上记录，如有严重反应，应立即停止输血，保留余血，以供检查分析原因。

6. 输血完毕后，应将血袋送血库低温保存24h。

7. 凡输注全血、浓缩红细胞、红细胞悬液、洗涤红细胞、冰冻红细胞、浓缩白细胞、手工分离浓缩血小板应ABO血型同型输注。

【相关理论知识】

1. 静脉输血术是将血液或血液制品通过静脉输入体内的方法，是失血性疾病和血液病急救治疗的一项重要措施。通过静脉输血可以维持患者血液的正常携氧功能、恢复有效循环血量、达到止血和凝血的功能。

2. 静脉输血包括输注全血、成分血和自体血。全血适用于紧急抢救中，如外伤、手术等急性大出血的危重患者，由于输注全血存在众多弊端，现在输血主张不用或少用全血。目前临床以成分输血为主。

3. 成分血是将供者血液的不同成分用科学方法分开，依据患者病情实际需要，分别输入有关血液成分，成分血种类较多，包括用科学方法分离出的红细胞、血小板、血浆及冷沉淀等。

第9章 标本采集

一、痰标本采集

【目的】

检查痰内细胞、细菌、寄生虫等，观察其性状、颜色、气味、量，以协助诊断呼吸系统疾病。

【操作流程】

具体见图 9-1。

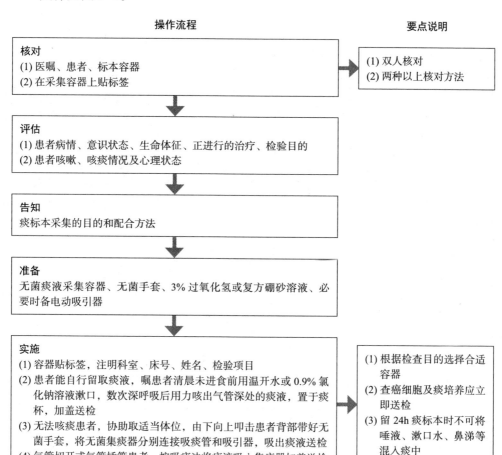

评价
(1) 采集标本方法正确，标本符合检验要求
(2) 标本送检和异常结果汇报及时，异常情况得到及时处理

观察与记录
(1) 整理床单位
(2) 协助患者取舒适体位
(3) 分类处理用物，洗手
(4) 再次查对、标本送检、记录

图 9-1　痰标本采集操作流程

【评分标准】

具体见表 9-1。

表 9-1　痰标本采集评分标准

姓名：　　　　　所在科室：　　　　　主考老师：　　　　　考核日期：

	项目	分值	扣分细则	扣分	得分
操作前	操作者仪表	4	着装不规范 未洗手	-2 -2	
	核对	3	医嘱、患者床号、姓名，贴标签	少一项 -1	
	评估	6	未评估患者病情、意识、正在进行治疗、咳嗽、咳痰情况、心理状态、合作能力等	各 -1	
	告知	3	痰标本采集的目的、配合方法	少一项 -1	
	用物准备	4	少一件	各 -1	
操作过程	安全、舒适	5	未注意安全 未协助患者取舒适体位	-2 -2	
	患者能自行排痰的留取方法	50	收集痰液容器不正确 未交代留取方法、注意事项 患者进食 未用温开水或生理盐水漱口 未做深呼吸所留取痰液 未及时送检	-5 -5 -5 -5 -5 -5	

续　表

	项目	分值	扣分细则	扣分	得分
操作过程	无法自行排痰的留取方法	50	未取适当体位 未叩背 未戴无菌手套 未按吸痰法吸入容器内 气管切开或插管的患者按吸痰法留取痰标本	−2 −3 −3 −5 −5	
	整理	10	未协助患者取舒适体位 用物未分类放置 未洗手 未再次核对	−2 −1 −2 −2	
评价	态度 沟通	4	态度不认真 沟通技巧不佳	−2 −2	
	整体性 计划性	6	整体性欠佳 计划性欠佳	−2 −2	
	相关知识	5	相关知识不熟悉	各 −1	
总分		100		累计	

【指导内容】

1. 告知患者正确留取痰标本对检验结果的重要性。

2. 告知患者痰标本留取的目的、方法及注意事项。

3. 告知患者避免将唾液、漱口水、鼻涕等混入痰中。

【注意事项】

1. 除 24h 痰标本外，痰液收集时间宜选择在清晨。

2. 痰培养标本应立即送检。

3. 在抗生素应用前采集痰标本。

二、尿标本采集

【目的】

采集尿标本，通过实验室的物理、化学、细菌学检查，以帮助对泌尿系统等疾病做出准确的诊断。

【操作流程】

具体见图 9-2。

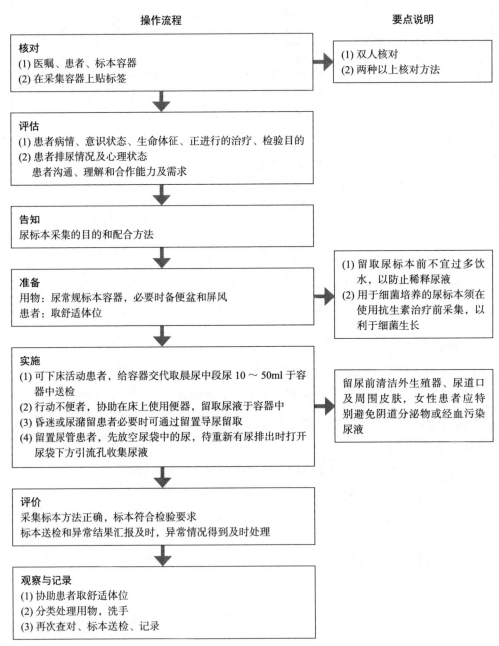

图 9-2　尿标本采集操作流程

【评分标准】

具体见表 9-2。

表 9-2　尿标本采集评分标准

姓名：　　　　　所在科室：　　　　　主考老师：　　　　　考核日期：

项目		分值	扣分细则	扣分	得分
操作前	操作者仪表	4	着装不规范 未洗手	-2 -2	
	核对	3	医嘱、患者床号、姓名，贴标签	少一项 -1	
	评估	6	未评估患者病情、意识、排尿情况、心理状态、合作能力等	各 -1	
	告知	3	尿标本采集的目的、配合方法	少一项 -1	
	用物准备	4	少一件	各 -1	
操作过程	安全、舒适	5	未注意安全 未协助患者取舒适体位	-2 -2	
	可离床活动的患者留取尿标本	50	收集尿标本容器不正确 未交代留取方法、尿量 留取量不够	-5 -5 -10	
	卧床患者留取尿标本		未及时给予便器，收集尿液 导尿患者收集方法不正确 收集量不够 女性患者月经期留取尿标本	-5 -10 -10 -5	
	整理	10	未协助患者取舒适体位 用物未分类放置 未洗手 未再次核对	-2 -1 -2 -2	
评价	态度 沟通	4	态度不认真 沟通技巧不佳	-2 -2	
	整体性 计划性	6	整体性欠佳 计划性欠佳	-2 -2	
	相关知识	5	相关知识不熟悉	各 -1	
总分		100		累计	

【指导内容】

1. 尿常规检查　主要是检查尿液的颜色、透明度、比重、蛋白、糖定性及细胞管型等。

2. 尿培养标本　标本需无菌采集，应做外阴及尿道口消毒后取中段尿或以导尿法留取标本。

3. 24h 尿标本　做钾、钠、氯、17- 羟类固醇、17- 酮类固醇、肌酐、肌酸、尿糖定量或尿浓缩试验检查结核杆菌。为避免 24h 尿标本久置变质，可将标本置于阴凉处或加入防腐剂。

4. 常用防腐剂　①甲醛，每 30ml 尿液加入 40% 甲醛 1 滴；②甲苯，第一次尿液倒入容器后加入 0.5% ～ 1% 的甲苯；③浓盐酸，1000ml 尿液中加入 10ml 即可；④麝香草酚，每 100ml 尿液加 1g 麝香草酚可保存数日。

【注意事项】

1. 留取尿标本前不宜过多饮水，以防止稀释尿液。

2. 用于细菌培养的尿标本须在使用抗生素治疗前采集，以利于细菌生长。

3. 运动、性生活、月经、过度空腹或饮食、饮酒、吸烟及姿势和体位等可影响某些检查的结果。

4. 留尿前清洁外生殖器、尿道口及周围皮肤，女性患者应特别避免阴道分泌物或经血污染尿液。

5. 如采用导尿标本或耻骨上穿刺尿标本，一般应由医护人员先告知患者及家属有关注意事项，然后由医护人员进行采集。

6. 留置导尿的患者留取尿标本时，先放空尿袋中的尿，待重新有尿排出后再打开尿袋下方引流孔处橡胶塞，收集尿液送检。

三、粪标本采集

【目的】

1. 常规粪标本检查　粪便颜色、性状及有无脓血等异常。

2. 隐血粪标本检查　粪便内肉眼不能看见的微量血液。

3. 寄生虫及虫卵粪标本检查　寄生虫成虫、幼虫及虫卵并计数，进行浓缩集卵、日本血吸虫毛蚴孵化等。

【操作流程】

具体见图 9-3。

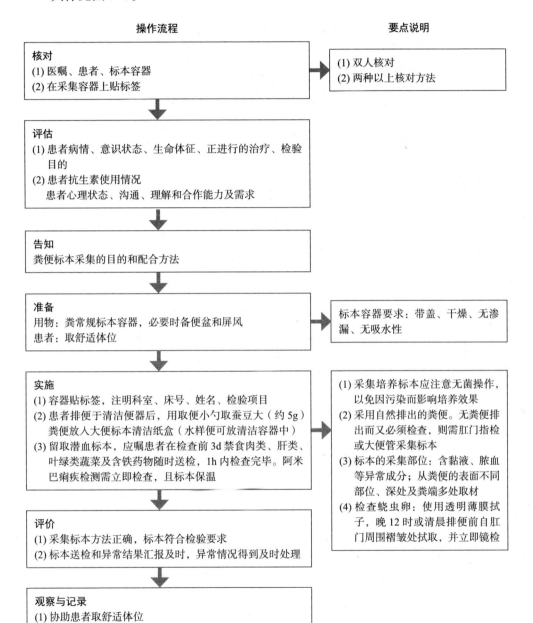

图 9-3 粪标本采集操作流程

【评分标准】

具体见表 9-3。

表 9-3 粪标本采集评分标准

姓名：　　　　　　所在科室：　　　　　　主考老师：　　　　　　考核日期：

项目		分值	扣分细则	扣分	得分
操作前	操作者仪表	4	着装不规范 未洗手	-2 -2	
	核对	3	医嘱、患者床号、姓名，贴标签	少一项 -1	
	评估	6	未评估患者病情、意识、正在进行治疗、抗生素使用、排便情况、心理状态、合作能力等	各 -1	
	告知	3	粪便标本采集的目的、配合方法	少一项 -1	
	用物准备	4	少一件	各 -1	
操作过程	安全、舒适	5	未注意安全 未协助患者取舒适体位	-2 -2	
	标本留取	50	收集便标本容器不正确 未交代留取方法、量 留取量不够	-5 -5 -10	
	整理	10	未协助患者取舒适体位 用物未分类放置 未洗手 未再次核对	-2 -1 -2 -2	
评价	态度 沟通	4	态度不认真 沟通技巧不佳	-2 -2	
	整体性 计划性	6	整体性欠佳 计划性欠佳	-2 -2	
	相关知识	5	相关知识不熟悉	各 -1	
总分		100		累计	

【指导内容】

1. 向患者解释留取粪标本的目的、操作过程及注意事项。

2. 若留取寄生虫或虫卵粪标本时，当服用驱虫剂或血吸虫孵化检查，需留取全部粪便送检。

【注意事项】

1. 采集培养标本　应注意无菌操作，以免因污染而影响培养效果。

2. 采用自然排出的粪便　无粪便排出而又必须检查，则需肛门指检或大便管采集标本。

3. 标本容器要求　带盖、干燥、无渗漏、无吸水性。

4. 标本采集量　常规性检查约 5g；浓缩集卵、血吸虫毛蚴孵化等约 30g。

5. 标本的采集部位　含黏液、脓血等异常成分；从粪便的表面不同部位、深处及粪便多处取材。

6. 标本送检时间　随时送检，1h 内检查完毕。阿米巴痢疾检测需立即检查，且标本保温。

7. 检查蛲虫卵　使用透明薄膜拭子，晚 12 时或清晨排便前自肛门周围褶皱处拭取，并立即镜检。

8. 检查寄生虫虫体及虫卵计数　采集 24h 粪便。

9. 粪胆原定量检查　连续采集 3d 粪便，每天约取 20g 送检。

10. 脂肪定量检查　脂肪膳食 50 ～ 150g/d，连续 6d，第 3 天开始收集 72h 内的粪便，混合承重，取约 60g 送检。

11. 留取隐血粪标本　须嘱患者在检查前三天禁食肉类食物、肝、含大量叶绿素、维生素 C 的食物和含铁的药物。

四、血液标本采集（血培养）

【目的】

患者出现寒战，体温超过 38℃或低于正常体温，怀疑血液感染，尤其存在以下情况时，应抽血做细菌和真菌培养：医院内肺炎，留置中心静脉导管超过 72h，感染性心内膜炎，骨髓炎，有严重基础疾病、免疫缺陷伴全身感染症状，临床医生怀疑有血液感染可能的其他情况。

【操作流程】

具体见图 9-4。

操作流程

要点说明

核对
医嘱、患者、标本容器
在采集容器上贴标签

↓

评估
评估病情、治疗、心理状态及配合程度
了解寒战或发热的高峰时间
了解抗生素使用情况
评估穿刺部位皮肤、血管状况和肢体活动度
静脉充盈情况，穿刺部位皮肤情况：有无水肿、结节、瘢痕、伤口等

↓

告知
血培养采集的目的和配合方法
采血前后注意事项

↓

准备
操作者：洗手、戴口罩
环境：清洁、采光好
用物：常规消毒物品一套、止血带、采集容器、采血针、1～3支注射器、无菌手套、生理盐水、需氧瓶和厌氧瓶
患者：舒适平卧或坐位

→ (1) 按检查项目及抗生素使用情况准备相应的血培养基和采血量
(2) 检查培养基灭菌有效期、有无破损、胶塞有无松脱、瓶签有无模糊、瓶内培养液肉眼观察有无絮状物及变质

↓

实施
(1) 注射器直接穿刺采血法（同静脉血标本采集）
(2) 经血管通路采血法（同静脉血标本采集）
(3) 经外周穿刺的中心静脉导管取血法：①取一支注射器抽生理盐水20ml备用，另备2支注射器。取下肝素帽，连接1支空注射器，抽出5ml血液弃去，如正在静脉输液中，先停止输液20s，再抽出5ml血液弃去。②另接1支注射器取足量血标本，然后以生理盐水20ml，用注射器以脉冲式冲洗导管。消毒导管接口，清除残留血迹。连接肝素帽和三通管（或正压接头），如有静脉输液可打开输液通道。成人每次采集10～20ml，婴儿和儿童1～5ml。③用75%乙醇消毒培养瓶瓶塞，待干，拔针后迅速将标本注入需氧瓶和厌氧瓶中，立即轻摇，混合均匀

→ (1) 成人血培养采血8～10ml
(2) 儿童采血2～3ml，婴儿采1～2ml
(3) 亚急性细菌性心内膜炎患者为提高细菌培养阳性率，采血量可增至10～15ml
(4) 菌血症、真菌血症患者，推荐同时采集2～3套（不同部位）的血培养标本
(5) 在抗生素使用前采集血培养标本

↓

评价
采集标本方法正确，标本符合检验要求

```
观察与记录
协助患者取舒适体位
分类处理用物
再次查对、标本送检、签名、记录
```

图 9-4　血培养标本采集操作流程

【评分标准】

具体见表 9-4。

表 9-4　血培养标本采集评分标准

姓名：　　　　　　　所在科室：　　　　　　　主考老师：　　　　　　考核日期：

项目		分值	扣分细则	扣分	得分
操作前	操作者仪表	4	着装不规范 未洗手、戴口罩	−2 −2	
	核对	3	医嘱、患者床号、姓名，贴标签	少一项 −1	
	评估	6	未评估患者病情、意识、正在进行治疗、静脉充盈、心理状态、合作能力等 了解寒战或发热的高峰时间 了解抗生素使用情况 评估穿刺部位皮肤、血管状况和肢体活动度	各 −1	
	告知	3	采血目的、配合方法、采血前后注意事项	少一项 −1	
	用物准备	4	少一件	各 −1	
操作过程	安全、舒适	5	未注意安全 未协助患者取舒适体位	−2 −2	
	选择血管	15	未选择合适静脉 系止血带位置不正确 未常规消毒各环节	−5 −5 −5	
	穿刺	40	未嘱患者握拳 未固定针头 未按检验项目抽取采血量 抗凝试管未按规定进行摇晃 中心静脉导管采血法未按规定流程操作 一次穿刺不成功 未严格执行无菌操作 未再次核对	−2 −2 −5 −4 −10 −5 −4 −4 −4	

	项目	分值	扣分细则	扣分	得分
操作过程	整理	5	未协助患者取舒适体位 用物未分类放置 未洗手	-2 -1 -2	
评价	态度 沟通	4	态度不认真 沟通技巧不佳	-2 -2	
	整体性 计划性	6	整体性欠佳 计划性欠佳 操作不熟练	-2 -2 -2	
	相关知识	5	相关知识不熟悉	各 -1	
	总分	100		累计	

【指导内容】

1. 告知患者采血后要注意穿刺部位的清洁，防止感染。

2. 讲解检查目的、方法、注意事项。

【注意事项】

1. 血培养瓶应在室温避光下保存。

2. 根据是否应用抗生素，准备合适的需氧瓶和厌氧瓶。

3. 间歇性寒战患者应在寒战和体温高峰前取血，当预测寒战和高热时间有困难时，应在寒战或发热时尽快采集血标本。

4. 已使用过抗生素治疗的患者，应在下次使用抗生素前采集血培养。

5. 血标本注入厌氧培养瓶时，注意勿将注射器中空气注入瓶内。

6. 2 次血培养标本采集时间至少间隔 1h。

7. 经外周穿刺的中心静脉导管采取血培养标本时，每次至少采集 2 套血培养，其中一套从独立外周静脉采集，另外一套则从导管采集。2 套血培养时间必须接近（≤ 5min），并做标记。

【相关理论知识】

1. 成人血培养采血 8 ～ 10ml。

2. 儿童采血 2 ～ 3ml，婴儿采血 1 ～ 2ml。

3. 亚急性细菌性心内膜炎患者为提高细菌培养阳性率，采血量可增至 10 ～ 15ml。

4. 菌血症、真菌血症患者，推荐同时采集 2 ～ 3 套（不同部位）的血培养标本。

5. 在抗生素使用前采集血培养标本。

五、真空采血法

【目的】

1. 通过操作前的沟通能有效缓解患者的紧张情绪，减轻采血过程中的不适感。

2. 收集的标本正确，符合检验要求。

3. 标本送检及时。

【操作流程】

具体见图 9-5。

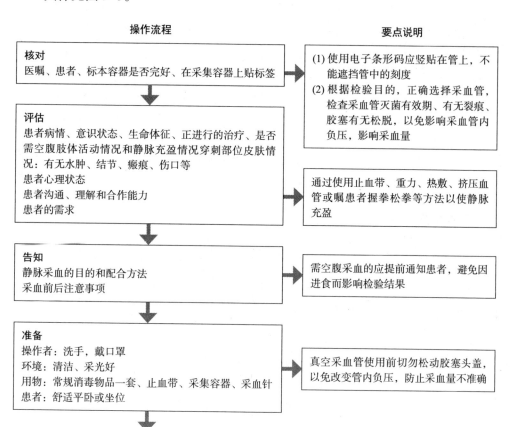

实施
(1) 选择合适的静脉、穿刺点
(2) 在穿刺点上方约6cm处系止血带，皮肤消毒大于 5cm×5cm
(3) 嘱患者握拳，戴手套，取采血针，固定穿刺点下皮肤穿刺
(4) 见回血后固定针头，插入真空试管，按顺序采集所需血量（顺序：生化管—抗凝管—血常规管—血糖管—血沉管）松止血带，嘱患者松拳，迅速拔针，用干棉签按压穿刺点4~5min，分离试管，处理锐器

评价
采集标本方法正确，标本量符合检验要求

观察与记录
(1) 患者取舒适体位、针孔是否止血
(2) 分类处理用物
(3) 再次查对、标本送检、签名、记录

(1) 集血标本应严格执行无菌操作
(2) 血带压迫静脉时间不宜过长，推荐时间为40~120s
(3) 禁在输液或输血的肢体或针头、输液或输血穿刺点上方、皮管内采集血标本，应在对侧肢体采血。如双侧肢体均有输液的患者应在停止一侧输液后即刻从此侧肢体开始采血，先采10ml血弃去，再采出所需要的血标本检验，不会对检验结果产生影响
(4) 于有留置中心静脉置管的患者则从置管处抽出10ml血弃去后再采集所需的血液标本
(5) 同时采多个项目的标本，采血顺序见相关链接
(6) 取血不顺利时，切忌在同一处反复穿刺，易导致标本溶血或有小凝块
(7) 用真空采血管，以旋转向外方式转动拔换管
(8) 血功能障碍患者拔针后按压时间延长至10min
(9) 标本采集后须立即送检，放置过久会影响检验结果
(10) 使用后的采血针、注射器针头等锐器物应当直接放入不能刺穿的利器盒内或毁型器内进行安全处置，禁止对使用后的一次性针头复帽

图9-5 真空采血法操作流程

【评分标准】

具体见表9-5。

表9-5 真空采血法评分标准

姓名：　　　　　所在科室：　　　　　主考老师：　　　　　考核日期：

项目		分值	扣分细则	扣分	得分
操作前	操作者仪表	4	着装不规范 未洗手、戴口罩	-2 -2	
	核对	3	医嘱、患者床号、姓名，检查有效期内试管数量及完好、贴标签	少一项 -1	
	评估	6	未评估患者病情、意识、正在进行治疗、静脉充盈、心理状态、合作能力、试管是否完好等	各 -1	

	项目	分值	扣分细则	扣分	得分
操作前	告知	3	采血目的、配合方法、采血前后注意事项	少一项 –1	
	用物准备	4	少一件	各 –1	
操作过程	安全、舒适	5	未注意安全 未协助患者取舒适体位	–2 –3	
	选择血管	15	未选择合适静脉 系止血带位置不正确 未常规消毒皮肤	–5 –5 –5	
	穿刺	40	未嘱患者握拳、未戴手套、未绷紧皮肤 未固定针头 未按检验项目抽取采血量 注入试管顺序不正确或抗凝试管未按规定进行摇晃 一次穿刺不成功 未严格执行无菌操作 未再次核对	–4 –5 各 –4 –4 –5 –4 –2	
	整理	5	未协助患者取舒适体位 用物未分类放置 未洗手	–2 –1 –2	
评价	态度沟通	4	态度不认真 沟通技巧不佳	–2 –2	
	整体性计划性	6	整体性欠佳 计划性欠佳 操作不熟练	–2 –2 –2	
	相关知识	5	相关知识不熟悉	各 –1	
	总分	100		累计	

【指导内容】

1. 告知患者血标本采集的目的及配合方法，如需空腹采血应提前告知。

2. 告知患者按压穿刺部位及按压时间。

3. 指导患者采血后要注意穿刺部位的清洁，防止感染。

【注意事项】

1. 在安静状态下采集血标本。

2. 若患者正在进行输液治疗，应从非输液侧肢体采集。

3.同时采集多种血标本时，根据采血管说明书要求依次采集血标本。

4.采血时尽可能缩短止血带的结扎时间。

5.标本采集后尽快送检，送检过程中避免过度震荡。

【相关理论知识】

1.一次采血、多管血液分配顺序　见表9-6。

表9-6　一次采血、多管血液分配顺序

微生物学标本	无添加剂标本	凝血试管标本		含抗凝剂标本			含促凝剂标本
血培养管	棕头管	蓝头管	黑头管	绿头管	紫头管	灰头管	黄头管

2.真空采血容器头盖颜色、所含抗凝剂及应用范围　见表9-7。

表9-7　真空采血容器头盖颜色、所含抗凝剂及应用范围

颜色	抗凝剂	应用范围
棕	不含任何抗凝剂	血清
蓝	枸橼酸盐	全血、血浆、凝血一般检查
黑	枸橼酸盐	全血、血浆，血沉检查
绿	肝素	全血、血浆检查
紫	乙二胺甲乙酸（EDTA）	全血、血浆，用于血细胞、血小板和血液学检查
灰	草酸盐、氟化钠	全血、血浆、抑制糖原分解的酶检查
黄	含促凝胶	血清，适合大多数免疫和生化项目

第 10 章　急救技术

一、心肺复苏术

【目的】

心跳、呼吸骤停的患者得到迅速、有效、安全的心肺复苏，恢复心跳和呼吸。

【操作流程】

具体见图 10-1。

操作流程

评估
(1) 环境是否安全
(2) 评估患者反应，拍打患者双肩，并在其两侧耳旁大声呼喊
(3) 启动紧急医疗服务系统

要点说明

分别通过声音、疼痛进行刺激，以判断意识状态

准备
呼吸球囊、除颤仪

实施
(1) 将患者处于仰卧位
(2) 开放气道，观察气道内无异物后，采用仰头提颏或推举下颌法开放气道
(3) 判断有无呼吸和大动脉搏动
(4) 按压与通气按照一定比例进行
(5) 球囊面罩呼吸采用 E-C 手法，避免过度通气
(6) 符合除颤指征者，应尽早除颤
(7) 心肺复苏进行 5 个循环周期后，再次进行心跳呼吸的判断

(1) 大动脉部位：成人为颈动脉，儿童为颈动脉和股动脉，婴儿检查肱动脉
(2) 判断呼吸心跳时间不超过 10s
(3) 按压部位：成人：双手交叠于双乳头连线中点；儿童：单手或双手置于胸骨下半部；婴儿：示指中指置于乳头连线正下方，亦可双手环绕式，两拇指置于乳头连线处
(4) 按压深度：成人 5～6cm；儿童约 5cm；婴儿约 4cm
(5) 按压频率：100～120/min
(6) 通气次数：成人为 30：2，儿童及婴儿为 15：2
(7) 怀疑有颈椎损伤则采用推举下颌法开放气道

评价
(1) 观察心跳呼吸恢复情况以及口唇、甲床颜色
(2) 有效呼吸、无大动脉搏动，予心脏按压
(3) 有效呼吸、有大动脉搏动，予球囊呼吸
(4) 有呼吸、有大动脉搏动，初步复苏成功

观察与记录
急救过程、措施、效果

图 10-1 心肺复苏术操作流程

【评分标准】

具体见表 10-1。

表 10-1 心肺复苏术评分标准

姓名：　　　　　所在科室：　　　　　主考老师：　　　　　考核日期：

项目		分值	扣分细则	扣分	得分
操作前	操作者仪态	5	着装不规范 态度欠严肃	−2 −3	
	评估环境 判断意识	5	未评估环境安全 未判断意识	−5 −5	
	呼救	5	未呼救 未指定人帮助打急救电话	−2 −3	
	卧位	5	体位不正确 未置于硬板床或平地上	−3 −2	
操作过程	开放气道	10	手法不正确 气道未成一条直线	−5 −5	
	判断呼吸	10	方法不正确 判断时间 > 10s	−5 −5	
	人工呼吸	10	吹气、呼气时间掌握不当 吹气时未捏鼻、呼气时未松鼻 吹气无效	−3 各 −2 −3	
	检查脉搏	10	手法不正确 颈动脉定位不准确 判断时间 > 10s	−2 −3 −5	
	胸外心脏按压	15	定位不准确 手臂未伸直 手法不正确 按压深度不正确 按压频率、节奏把握不准	−3 −3 −3 −3 −3	
	按压通气比	10	按压通气比不正确	−10	
	检查	5	未检查 未做够或超过 5 个循环检查 检查时间 > 10s	−2 −2 −1	

续　表

	项目	分值	扣分细则	扣分	得分
评价	整体性 计划性	5	整体性欠佳 操作程序不正确	−2 −2	
	相关知识	5	相关知识不熟悉	各 −1	
	总分	100		累计	

【注意事项】

1. 识别和启动：患者无反应，成人无呼吸或呼吸不正常（如临终喘息），以及婴儿或儿童无呼吸或仅喘息，启动紧急医疗服务系统（emergency medical service system，EMSS）或呼叫复苏小组，同时评估周围环境的安全。

2. 检查脉搏：检查脉搏时间不超过 10s。对成人，检查颈动脉；对儿童检查颈动脉和股动脉；对婴儿，检查肱动脉。如果没有脉搏，实施心肺复苏术。

3. 按压：开始胸外心脏按压 30 次。用力、快速地进行按压，每分钟 100～120 次，成人按压幅度为 5～6cm，婴幼儿按压深度为胸部前后径的三分之一，保证每次按压后胸廓充分回弹。尽可能减少按压中断。

4. 开放气道：胸外按压后，采用仰头提颏或推举下颌法开放气道。

5. 人工呼吸：如果患者有呼吸或恢复有效呼吸，可给患者取恢复体位；如果没有呼吸，给予 2 次人工呼吸。心肺复苏术操作过程中，各种通气方式包括口对口、口对鼻、面罩通气和高级气道通气，均推荐持续 1s，以使患者胸部起伏，人工呼吸过程遵循标准预防操作原则。成人每 5～6 秒给予 1 次人工呼吸，婴儿或儿童每 3～5 秒给予 1 次人工呼吸。人工呼吸过程遵循标准预防操作原则，避免过度通气。

6. 替换按压时间应控制在 10s 内，尽量缩短中断按压的时间。操作开始后每 5 个循环周期后，应重新评估患者心搏、呼吸情况。

7. 尽早电击除颤。

【相关理论知识】

心搏、呼吸骤停是临床最紧急的危险情况，心肺复苏术（cardiopulmonary resuscitation，CPR）就是对此所采用的最初急救措施。心搏、呼吸骤停大多发生在意外场合，抢救复苏时，时间就是生命，尽早进行心肺复苏术能够有效地挽救患者的生命。

二、心电监测技术

【目的】

通过无创的手段对各种波形、压力、氧合等数据进行测量和分析，来判断患者的循环功能状态。

【操作流程】

具体见图 10-2。

操作流程	要点说明

核对
医嘱、手腕带、床头卡，确认无误 至少同时使用两种患者身份识别方式

评估
患者病情、意识状态、配合程度、体位、大小便
患者有无动静脉造瘘、PICC 管、外伤骨折等
周围环境安静舒适、无电磁波干扰

告知
向患者及家属解释操作目的、方法、注意事项及配合技巧

准备
监护仪、监测插件（ECG、R、NBP、SPO₂）、心电极，必要时备好清洁皮肤用物

(1) 告知患者心电监护的必要性、重要性及注意事项，取得配合，避免导致测量结果判断正确性有误、仪器准确度欠佳等
(2) 告知患者不要自行移动或者摘除电极片及导联线
(3) 告知患者电极片周围皮肤出现瘙痒、疼痛等情况，应及时通知医护人员
(4) 告知患者和家属避免在监测仪附近使用手机，以免干扰监测波形

实施
(1) 根据病情取合适的平卧位或半卧位
(2) 打开电源，系统自检（约 10s）设定监护仪，选择患者种类（成人 / 儿童 / 新生儿），选择监护屏幕，电源指示灯显示为绿色
(3) 检查监测仪功能及导线连接情况
(4) 做好患者皮肤准备，正确安放电极位置
(5) 选择最佳监护导联（Ⅱ或Ⅴ）设定带宽（通常选择滤波带宽）
(6) 正确连接血氧饱和度导线，血氧饱和度探头套入患者示指或中指、环指上
(7) 选择合适的袖带，将袖带和充气管连接，绑好血压袖带松紧合适，在患者动脉位置和袖带之间可以插入一个手指为宜；选择好自动测量、重复测量时间，按模块上面的"开始"键，开始测压
(8) 根据患者病情设置 HR、R、BP、SpO₂合适的报警范围

(1) 对躁动患者，应当固定好电极和导线，避免打折、缠绕、脱位
(2) 密切监测患者异常心电波形，排除各种干扰和电极脱落，及时通知医生处理
(3) 严格遵守监护仪报警设定原则
(4) 血压测量时，用于测量血压的肢体应与患者的心脏置于同一水平位
(5) 心电血压监测时，存在局部皮肤过敏、测量肢体局部水肿、测量部位瘀斑形成、测量肢体缺血坏死、血管神经损伤等风险，应做好防范

观察与记录

观察 HR、心律、R、BP 和 SpO$_2$ 的变化

观察心电图波形变化，判断显示屏显示结果，及时处理异常情况

在护理记录单上准确记录 HR、心律、R、BP 和 SpO$_2$ 的情况，并结合患者病情综合分析判断

图 10-2　心电监测技术操作流程

【评分标准】

具体见表 10-2。

表 10-2　心电监测技术评分标准

姓名：　　　　　所在科室：　　　　　主考老师：　　　　　考核日期：

项目		分值	扣分细则	扣分	得分
操作前	操作者仪表	4	着装不规范 未洗手	−2 −2	
	核对	3	医嘱、患者	少一项 −1	
	评估	6	评估患者病情、意识状态、配合程度、体位及皮肤、指（趾）甲情况；有无大小便及其他生活需求 评估患者有无动静脉瘘、PICC 管、外伤骨折等； 评估患者周围环境有无电磁波干扰	少一项 −1	
	告知	3	告知监测目的、方法，取得患者合作	少一项 −1	
	用物准备	4	少一件	各 −1	
操作过程	安全、舒适	5	未注意安全 未协助患者取适当体位 未核对患者信息 开机时未检查监护仪的各性能 未正确安放电极 未选择正确的导联 未根据患者情况正确选择传感器型号并正确安放 未选择合适的血压袖带 未摆放正确的体位：患者手臂应与心脏保持不在同一水平线上 未根据病情选择设置自动测量、重复测量时间	−2 −2 少一项 各 −2	

续 表

项目		分值	扣分细则	扣分	得分
操作过程	实施	50	未根据患者病情设置 HR、R、BP、SpO_2 合适报警范围	−2	
	整理	2	未协助患者取舒适体位	−2	
	观察与记录	8	观察并记录 HR、心律、R、BP 和 SpO_2 的变化 未进行操作后核对 未洗手、记录、签名	少一项 −1	
评价	态度沟通	6	态度不认真 沟通技巧不佳 未体现人文关怀	−2 −2 −2	
	整体性计划性	4	整体性欠佳 计划性欠佳	−2 −2	
	相关知识	5	相关知识不熟悉	各 −1	
总分		100		累计	

【指导内容】

1. 告知患者心电监护的必要性、重要性及注意事项，取得配合，避免导致测量结果判断正确性有误、仪器准确度欠佳等。

2. 告知患者不要自行移动或者摘除电极片及导联线。

3. 告知患者电极片周围皮肤出现瘙痒、疼痛等情况，应及时通知医护人员。

4. 告知患者和家属避免在监测仪附近使用手机，以免干扰监测波形。

【注意事项】

1. 选择粘贴电极片的皮肤：无破损、无任何异常的部位，必要时剔除毛发，擦洗干净。

2. 对躁动患者，应当固定好电极和导线，避免打折、缠绕、脱位。

3. 密切监测患者异常心电波形，排除各种干扰和电极脱落，及时通知医生处理；带有起搏器的患者要区别正常心律与起搏心律。

4. 心电监护不具有诊断意义，如需更详细了解心电图变化，需做常规导联心电图。

5. 严格遵守监护仪报警设定原则，即患者的安全；尽量减少噪声干扰；不允许关闭报警功能，除非在抢救时才可以暂时关闭；报警范围的设定不是正常范围，而应是安全范围。

6. 血压测量时，用于测量血压的肢体应与患者的心脏置于同一水平位。

7. 心电血压监测时，存在局部皮肤过敏、测量肢体局部水肿、测量部位瘀斑形成、测量肢体缺血坏死、血管神经损伤等风险。防范措施如下：①针对局部皮肤过敏者，观察局部皮肤情况，温水擦浴，更换电极片位置。②针对测量肢体局部水肿者，应不在输液侧肢体测血压；血压稳定时，延长测量时间；更换测量部位；定时轮换测量肢体；活动肢体，多按摩。③针对测量部位瘀斑形成者，监测患者凝血功能情况，定时轮换测量肢体；避免在测量肢体抽血；血压稳定，延长测量时间。④针对测量肢体缺血坏死者，及时评估测量肢体的肿胀程度，加强观察；调整测量血压的频率、间隔时间；轮换测量肢体。⑤针对血管神经损伤者，注意不在瘫痪肢体测量血压；不在静脉输液的肢体测量血压；定时更换测量血压的部位；调整测量血压的频率、间隔时间。

【相关理论知识】

1. 正确粘贴电极片　先把导线与电极片相连接，再把电极片贴在患者身上。粘贴电极片的部位（3 导联）左臂电极为：左锁骨中线锁骨下或左上肢连接躯干的部位；右臂电极为右锁骨中线锁骨下或右上肢连接躯干的部位；左腿电极为锁骨中线与第 6、7 肋间或左髋部。粘贴电极片的部位（5 导联）增加以下两点：参照电极为右锁骨中线与第 6、7 肋间或右髋部；胸部电极为心电图胸导联的位置。

2. 选择合适的导联　①3 导联心电监护可以获得Ⅰ、Ⅱ、Ⅲ导联心电图；②5 导联心电监护可以获得Ⅰ、Ⅱ、Ⅲ、AVR、AVF、AVL、V 导联心电图。最常用监护导联（Ⅱ），最佳监护导联（Ⅱ或 V）。

3. 氧饱和度测不出及测量误差的原因　①指甲床条件不良：如灰指甲、涂指甲油等。②动脉内血流下降：休克、低温，应用了血管活性药物，贫血。③受血液内或皮肤上其他物质的干扰。④周围环境的强光线的干扰（可用不透光的物质遮盖传感器）。

4. 以下状况可使血压测量不可靠或测压时间延长　①患者移动、发抖或痉挛；②心律失常，极快或极慢的心率；③血压迅速变化；④严重休克或者体温过低；⑤肥胖和水肿患者。

5. 报警参数　①心率在自身心率上下的 30%；②血压根据医嘱要求、患者的病情及基础血压设置；③氧饱和度根据病情（COPD、ARDS 患者以及一般肺部感染的患者）设置；④报警音量的设置必须保证护士在工作范围内能够听到；⑤报警范围应根据情况随时调整，至少每班检查一次设置是否合理。

三、血糖监测

【目的】

1. 正确评估患者血糖值，了解血糖变化。

2. 为诊断糖尿病、评价糖尿病患者治疗成效、制定治疗及护理措施提供依据。

【操作流程】

具体见图 10-3。

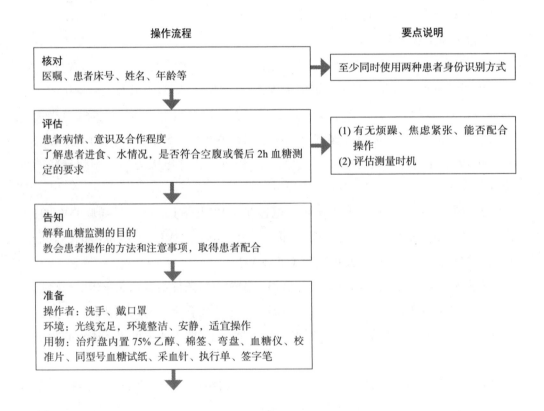

操作流程　　　　　　　　　　　　　　　　　　要点说明

核对
医嘱、患者床号、姓名、年龄等　　　→　至少同时使用两种患者身份识别方式

评估
患者病情、意识及合作程度
了解患者进食、水情况，是否符合空腹或餐后 2h 血糖测定的要求　　　→　(1) 有无烦躁、焦虑紧张、能否配合操作
(2) 评估测量时机

告知
解释血糖监测的目的
教会患者操作的方法和注意事项，取得患者配合

准备
操作者：洗手、戴口罩
环境：光线充足，环境整洁、安静，适宜操作
用物：治疗盘内置 75% 乙醇、棉签、弯盘、血糖仪、校准片、同型号血糖试纸、采血针、执行单、签字笔

实施

(1) 血糖仪校正

(2) 75% 乙醇消毒指尖，待干

(3) 将试纸插入到血糖仪试纸插口区并推紧，血糖仪自动开机

(4) 确认血糖仪显示出试纸和闪烁的血滴符号

(5) 用拇指和示指固定要采血的指尖关节，用采血针在指尖任一侧刺破皮肤采血

(6) 将血滴接触试纸末端的白色目标区域，血滴将被吸入试纸，血糖仪开始进行测试

(7) 指导患者用干棉签按压采血部位 1 ～ 2min

(8) 取出试纸，关闭仪器

→

(1) 校正血糖仪只能使用试纸随附的校准片

(2) 第一滴血弃去，取第二滴血进行测量

(3) 若血量不足，可采用从近心端向远心端挤压手指，勿用力挤压采血部位

(4) 根据患者血糖情况，评估用药效果，并根据血糖情况指导患者饮食、运动注意事项

观察与记录

将监测结果通知医生并记录

如果血糖过高或过低，注意观察患者的临床反应

→

血糖过高或过低，遵医嘱及时准确给予处理

整理

协助患者取舒适体位，整理用物、分类处理垃圾

图 10-3　血糖监测操作流程

【评分标准】

具体见表 10-3。

表 10-3　血糖监测评分标准

姓名：　　　　　　所在科室：　　　　　　主考老师：　　　　　　考核日期：

	项目	分值	扣分细则	扣分	得分
操作前	操作者仪表	5	着装不规范 未洗手	−2 −2	
	核对与评估	10	未评估患者的病情、意识及合作程度；未评估患者进食水情况，是否符合空腹或餐后 2h 血糖测定的要求；未评估患者穿刺手指末梢循环及皮肤情况	少一项 −1	
	告知	5	未解释血糖检测的目的及操作过程可能出现的不适；未教会患者配合操作的方法及注意事项	各 −1	
	准备	5	少一件 放置乱	少一项 −1	

	项目	分值	扣分细则	扣分	得分
操作过程	安全、舒适	5	未协助患者取舒适体位	−2	
	实施	45	未进行血糖仪校正，选择采血部位 未消毒 未确认血糖仪显示出试纸和闪烁的血滴符号 未正确将血滴接触试纸末端的白色区域 未指导患者用干棉签按压采血部位 1～2min	−5 −5 −5 −5 −5	
	整理	10	未协助患者取舒适体位 未整理床单位 污物乱放、用物遗留于病床 物品未分类放置、未洗手、未记录	−2 −1 −3 −4	
评价	态度 沟通	4	态度不认真 沟通技巧不佳	−2 −2	
	整体性 计划性	6	整体性欠佳 计划性欠佳	−3 −3	
	相关知识	5	相关知识不熟悉	各 −1	
	总分	100		累计	

【指导内容】

1. 患者掌握血糖值正常范围，使自身血糖达标。

2. 患者能够正确应对高血糖或低血糖的发生。

【注意事项】

1. 操作前询问患者有无使用影响血糖的药物。升高血糖的药物如甲状腺素、皮质激素、噻嗪类利尿药、左旋多巴、避孕药等；降低血糖的药物如肾上腺素阻滞药等。

2. 当糖尿病患者血糖 ≤ 3.9mmol/L 时，评估患者有无饥饿、心慌、手抖、出冷汗、意识障碍等，立即通知医生并按照低血糖处理流程给予处理。同时分析患者出现低血糖的原因，并进行健康教育，做好安全护理。

3. 当血糖 ≥ 16.7mmol/L 时，容易诱发酮症酸中毒。评估患者有无头痛、恶心、呕吐等高血糖症状，应立即报告医生给予胰岛素治疗。同时分析患者出现高血糖的原因，并针对原因进行健康教育。

【相关理论知识】

1. 空腹血糖是指至少 8 ～ 10h 无热量摄入（未进食任何食物，未服药，饮水除外）后，早餐前抽取静脉血测定的血浆血糖值，注意空腹血糖标本的采集时间应在早上 7:00—9:00，如超过 9:00，血糖值会受到各种因素（包括激素）的影响而失去空腹的意义。

2. 餐后 2h 血糖指早餐后 2h 抽取静脉血测定的血浆血糖值，其时间是从进食的第一口开始计算。

3. 随机血糖指不考虑上次用餐时间，24h 内任意时间抽取静脉血测定的血浆血糖值。

4. 静脉血浆血糖值受到全血标本放置时间、保存温度的影响。如全血标本在室温放置 1h、6h 时，血糖值分别下降 3% ～ 6% 和 10% ～ 30%，在 0 ～ 4℃放置 6h，血糖值下降 0.3% ～ 3%。主要原因是血液中的红细胞发生糖酵解的作用，血标本在室温放置时间过长可导致检测血糖偏低。

四、氧气吸入

【目的】

1. 维持人体代谢及生理需要。

2. 纠正缺氧症状。

3. 改善肺通气，促进呼吸功能。

【操作流程】

具体见图 10-4。

操作流程 　　　　　　　　　　　　　　　　　　要点说明

```
┌─────────────────────────────────────┐
│ 核对                                  │
│ 医嘱、患者床号、姓名、年龄、手腕带信息      │
└─────────────────────────────────────┘
                  │
                  ↓
┌─────────────────────────────────────┐        ┌─────────────────────────────┐
│ 评估                                  │        │ 根据评估结果选择合适的氧疗方法   │
│ 患者病情、意识状态、呼吸、血氧饱和度、缺氧程度 │──────▶│（鼻导管、面罩、储氧袋）和吸氧浓  │
│ 患者有无口、鼻、呼吸的畸形和损伤          │        │ 度（低、中、高）                │
│ 过敏史（塑胶）                         │        └─────────────────────────────┘
│ 患者的沟通、理解及合作能力               │
└─────────────────────────────────────┘
                  │
                  ↓
```

准备
操作者：七步洗手法，戴好口罩
环境：做好防火、防热、防油
用物：选择合适的供氧装置，一次性湿化液、一次性吸氧管
患者：取舒适、合适的体位

→

(1) 也可用蒸馏水进行湿化，急性肺水肿患者用 20% ～ 30% 的酒精
(2) 一次性湿化液开启后按照使用说明进行更换

实施
(1) 鼻导管给氧：①清洁鼻腔，调节好氧流量，连接鼻导管；②测量鼻导管插入的长度，妥善固定
(2) 面罩给氧：调节氧流量，将面罩置于患者口鼻部，妥善固定
(3) 头罩给氧：调节氧流量，头罩罩在婴幼儿的头部，妥善固定
(4) 停止氧疗：取下氧气装置，关闭氧流量开关
(5) 整理：用物分类放置，患者体位舒适

→

(1) 鼻导管插入长度：鼻尖到耳垂的 2/3 或 2 ～ 3cm
(2) 鼻导管吸氧患者，每天检查鼻导管出口有无阻塞，有堵塞立即更换
(3) 面罩给氧最小流量是 6L/min
(4) 用带贮气囊的面罩时，贮气囊至少保持 1/3
(5) 选择合适型号的头罩，早产儿、新生儿选择小号，新生儿—4 岁儿童选择中号，大于 4 岁儿童选择大号
(6) 一次性给氧气湿化瓶注明开始日期 / 时间
(7) 氧气筒吸氧必须挂"四防"警示标识，氧气压力小于 5kg/cm^2 时停用并更换

观察与记录
记录给氧、停氧时间，记录给氧浓度
观察并记录氧疗改善效果

图 10-4　氧气吸入操作流程

【评分标准】

具体见表 10-4。

表 10-4　氧气吸入评分标准

姓名：　　　　　　所在科室：　　　　　　主考老师：　　　　　　考核日期：

	项目	分值	扣分细则	扣分	得分
操作前	操作者仪表	4	着装不规范 未洗手	−2 −2	
	评估	4	病情、意识、呼吸、缺氧程度，有无口、鼻、呼吸道畸形或损伤，过敏史，合作能力	少一项 −1	
	告知	4	解释氧疗的目的及操作过程可能出现的不适，教会患者配合操作的方法及注意事项	各 −1	
	准备	3	少一件 放置乱、未检查性能	少一项 −1	

续 表

项目		分值	扣分细则	扣分	得分
操作过程	安全、舒适	5	未注意安全 未协助患者取舒适体位	−3 −2	
	给氧	30	未核对 未清洗鼻孔 未调整流量、未查通畅 操作顺序有误 固定不牢或不美观 未交代注意事项 未记录给氧时间	−5 −5 −5 −5 −5 −5	
	病情观察	5	未观察病情及缺氧状态 对异常情况未做相应的急救措施	−2 −3	
	停氧	20	未评估病情、缺氧改善程度 步骤不对 未记录停氧时间 未擦胶布痕迹、未擦脸	−5 −5 −5 −5	
	整理	10	未协助患者取舒适体位 未整理床单位 污物乱放、用物遗留于病床 物品未分类放置、未洗手、未记录	−2 −1 −3 −4	
评价	态度 沟通	4	态度不认真 沟通技巧不佳	−2 −2	
	整体性 计划性	6	整体性欠佳 计划性欠佳	−3 −3	
	相关知识	5	相关知识不熟悉	各 −1	
总分		100		累计	

【指导内容】

1.用氧安全，做好四防：防震、防火、防热、防油。

2.氧疗时加强湿化。

3.肺水肿吸氧患者用 20% ～ 30% 乙醇。

4.呼气性呼吸困难患者慎用鼻塞给氧法。

【注意事项】

1.评估氧疗的条件、环境和设备，根据患者的神志、呼吸状态、缺氧程度

（血氧饱和度、血气分析等）选择氧疗方式。

2. 选择氧疗的方法。低流量吸氧者选择鼻导管给氧；较严重缺氧者给予面罩吸氧；严重缺氧且吸氧浓度在50%以上者时，使用储氧面罩给氧；新生儿或神志不清楚、不合作的患者，使用头罩或改良鼻导管给氧。

3. 一次性吸氧装置（湿化水、鼻导管）有效期7d，使用时注明开启日期及时间。

4. 吸氧时先调节好吸氧流量，再带上吸氧管。

5. 病情变化需要更改吸氧流量时，必须先取下吸氧管，调好流量后再带上吸氧管。

6. 面罩吸氧最小氧流量是6L/min。

7. 氧气管道妥善固定。

8. 用氧后评估疗效，缺氧有无改善。

【相关理论知识】

1. 氧气吸入法：是给予患者氧气并监测其疗效，用以纠正缺氧的一种治疗方法。患者使用氧疗的目的是为了纠正缺氧，以维持人体代谢及生理需要。氧疗包括低流量给氧和高流量给氧。错误的氧疗不仅不能改善症状，反而可使病情恶化，出现氧中毒、肺不张、呼吸道干燥、呼吸抑制等并发症。

2. 吸氧浓度计算：$21+4 \times$ 氧流量（L/min）。

3. 低流量吸氧$1 \sim 2$L/min、中流量吸氧$3 \sim 6$L/min、高流量吸氧$6 \sim 10$L/min。

4. 氧中毒：①肺型氧中毒：发生在吸氧之后，出现胸骨后疼痛，咳嗽，呼吸困难，肺活量减少，氧分压下降；肺部呈炎性病变，有炎性细胞浸润、充血、水肿、出血和肺不张。②脑型氧中毒：吸氧的短时内出现视觉障碍、听觉障碍、恶心、抽搐、晕厥等神经症状，严重者昏迷和死亡。

5. 家庭氧疗：主要有压缩氧、液态氧、制氧机3种。按照医生处方的流量、时间执行氧疗；慢性阻塞性肺疾病患者建议吸氧时间15h/d以上。

6. 早产儿氧疗的要求：①对于早产儿尤其是极低体重儿用氧时，一定告知家长早产儿血管不成熟的特点。②早产儿及新生儿应控制氧浓度和吸氧时间防止晶状体后纤维组织增生。③在实施氧疗过程中，应密切监测FiO_2、PaO_2或SpO_2。④进行早产儿氧疗必须具备相应的监测条件，如氧浓度测定仪、血气分析仪、经皮氧饱和度测定仪等。

五、人工呼吸器使用

【目的】

1.维持和增加机体通气量。

2.维持有效呼吸，纠正威胁生命的低氧血症。

【操作流程】

具体见图 10-5。

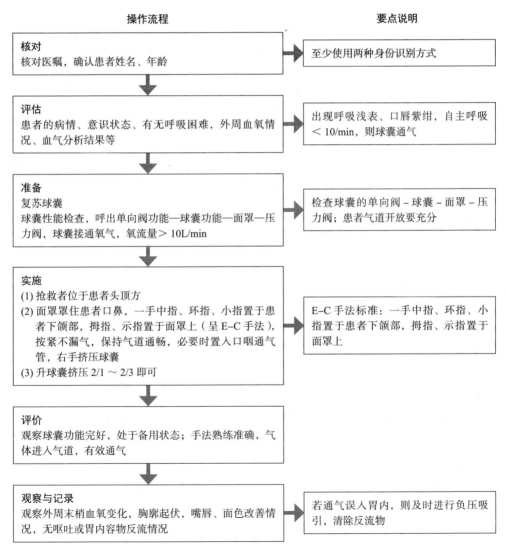

图 10-5 人工呼吸器使用操作流程

【评分标准】

具体见表10-5。

表10-5 人工呼吸器使用评分标准

姓名：　　　　所在科室：　　　　主考老师：　　　　考核日期：

项目		分值	扣分细则	扣分	得分
操作前	操作者仪态	5	着装不规范 未洗手	-3 -2	
	评估	8	未评估患者病情、合作态度、意识状态 每少评估一项	各-2 各-1	
	核对	10	核对医嘱、患者身份	各-5	
	用物准备	10	少一件 乱放置	各-1 各-2	
操作过程	安全、舒适	6	未注意安全 未充分打开气道	-2 -4	
	检查	12	未检查单向阀功能 未检查球囊功能 未检查面罩密闭性 未检查压力阀功能	-3 -3 -3 -3	
	操作细节	20	未保持气道的通畅 E-C手法错误 通气速度不均，过快或过慢 球囊挤压过多或不够 通气频率不达标，过快或不足	-2 -4 -4 -5 -5	
	病情观察	12	未观察病情 观察到病情未及时通知医生处理	-6 -6	
评价	态度、沟通	5	态度不认真 沟通技巧不佳	-3 -2	
	整体性 计划性 操作时间15min	6	整体性欠佳 无计划性 超时	-2 -2 -2	
	相关知识	6	相关知识不熟悉	各-1	
总分		100		累计	

【指导内容】

如患者清醒，安抚患者不要紧张，球囊送气与患者吸气同步。

【注意事项】

1.使用球囊，要保证气道通畅，并持续有效开放。

2.面罩大小合适，确保紧贴不漏气。

3.球囊通气动作速度均匀，吸气相时间为 1s / 次，避免通气过快，造成急性胃扩张。

4.无自主呼吸的患者，通气频率为 10 ～ 12/ 分；有微弱呼吸的患者，则尽量在患者吸气时挤压球囊。

5.使用后的人工呼吸器，应进行擦拭消毒后，晾干，检查无损后，将部件组装后备用。

【相关理论知识】

1.使用球囊通气，氧流量为 > 10L/min，保证高浓度氧气供应。

2.球囊挤压过快造成的急性胃扩张，出现呕吐胃内容物时，应立即清理呼吸道，避免呕吐物随通气进入气道，造成误吸。

3.挤压潮气量为 500 ～ 600ml，1L 球囊挤压 1/2 ～ 2/3，2L 球囊挤压 1/3。

六、经鼻 / 口腔吸痰法

【目的】

1.清除患者呼吸道分泌物，保持呼吸道通畅。

2.防止窒息和吸入性肺炎等并发症。

3.改善肺通气，促进呼吸功能。

【操作流程】

具体见图 10-6。

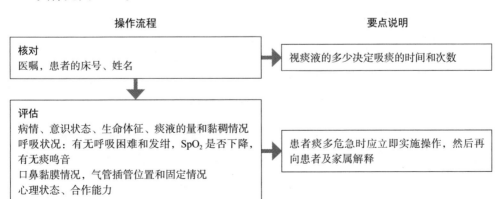

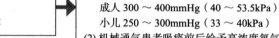

告知
吸痰的目的和步骤
操作中可能出现的不适和风险，取得合作

(1) 调节压力（负压）
　成人 300 ～ 400mmHg（40 ～ 53.5kPa）
　小儿 250 ～ 300mmHg（33 ～ 40kPa）
(2) 机械通气患者吸痰前后给予高浓度氧气
　吸入

准备
操作者：洗手，戴口罩
环境：清洁、舒适
用物：负压吸引装置、吸痰管、听诊器等。连接并检查吸痰装置，调节负压
患者：头转向一侧，检查口腔黏膜，取下活动性义齿，颌下铺治疗巾

实施
(1) 连接吸痰管，试吸力，湿润导管
(2) 插管：进管时阻断负压，经口插管深度 14 ～ 16cm，经鼻腔插管深度 22 ～ 25cm，气管套管 10 ～ 20cm，气管导管 10 ～ 25cm（原则上超过气管插管长度），插管至合适深度，遇阻力向外退出 1cm 后吸引
(3) 吸痰：左、右旋转，向外退出，吸净痰液
　肺部听诊：湿啰音有无减少或消失
(4) 整理：患者体位舒适、清洁、用物按规定分类处理

(1) 注意无菌操作原则
(2) 痰液黏者可雾化或拍背 3 ～ 5min 后再抽吸
(3) 每次吸痰时间不超过 15s，间歇 3 ～ 5min，及时吸净圆碗内剩余的生理盐水
(4) 若有气管插管或气管切开，应先抽吸气管插管或气管切开处，再抽吸口鼻处
(5) 吸痰管一用一换
(6) 吸痰托盘 4h 更换一次
(7) 用物按消毒隔离规范处理

观察与记录
观察呼吸是否改善，痰液吸引情况，有心电监护者，严密观察生命体征、SpO_2 情况
记录痰量、性状、颜色

图 10-6　经鼻 / 口腔吸痰操作流程

【评分标准】
具体见表 10-6。

表 10-6　经鼻 / 口腔吸痰评分标准

姓名：　　　　所在科室：　　　　主考老师：　　　　考核日期：

	项目	分值	扣分细则	扣分	得分
操作前	操作者仪表	4	着装不规范 未洗手	−2 −2	

	项目	分值	扣分细则	扣分	得分
操作前	评估	6	未评估患者病情、意识、呼吸道分泌物情况、口腔、鼻腔黏膜、合作程度及心理反应	各 -1	
	告知	3	吸痰的目的、步骤和操作中可能出现的不适和风险	少一项 -1	
	用物准备	7	少一件 放置乱 未检查仪器	各 -1 -2 -2	
操作过程	安全、舒适	5	未注意安全 未协助患者取合适体位	-2 -2	
	安装检查、调压	15	接错导管 忘记检查 引力过大或过小，未调压	-3 -3 各 -3	
	试吸	8	未戴手套 手法不正确	-4 -4	
	吸痰	32	插管手法不正确 吸痰顺序错误 插管深度正确 每次吸痰时间过长 肺部听诊：湿啰音有无减少或消失 处理问题一项不当 未整理床单位 未协助患者取舒适体位 污物乱放、遗留用物在病房 未分类放置、未洗手	-4 -4 -4 -2 -2 -2 -2 -2 各 -1 各 -1	
	观察与记录	5	观察呼吸是否改善、痰液吸引情况，SpO_2 等 记录痰量、性状、颜色	少一项 -1	
评价	态度 沟通	4	态度不认真 沟通技巧不佳	-2 -2	
	整体性 计划性 操作时间 10min	6	整体性欠佳 计划性欠佳 超时	-2 -2 -2	
	相关知识	5	相关知识不熟悉	各 -1	
总分		100		累计	

注明：压力过大、损伤黏膜；吸痰顺序错误均为不及格

【指导内容】

1. 如患者清醒，安抚患者不要紧张，指导其自主咳嗽。

2. 告知患者适当饮水，以利痰排出。

【注意事项】

1. 严格执行无菌操作，治疗盘内吸痰用物每日按规定更换，吸痰管每次更换，勤做口腔护理。贮液瓶、安全瓶内的液体及时倾倒，做好消毒处理。

2. 吸痰手法宜轻柔，插管深度，轻轻左右旋转由下向上提起吸痰。

3. 吸痰管的型号、软硬度均应适宜，一根吸痰管只能用 1 次。

4. 每次吸痰时间不宜超过 15s，避免引起患者缺氧及发绀，重复吸痰应间隔 3～5min。

5. 吸引过程中，要密切观察患者的面色、呼吸是否改善、吸出物的性状及病情变化。

患者一旦发生缺氧的症状，如出现发绀、心率下降等时，应立即停止吸痰，休息后再吸。

6. 为患者吸痰时，为保证吸痰效果，以增大负压及延长吸痰时间都是不正确的；如痰液黏稠，吸痰前可配合翻身叩背、雾化吸入，这样就保证了吸痰效果。

7. 插管时应关闭吸引负压，不可开着负压插管，以免损伤呼吸道或口腔黏膜。

【相关理论知识】

1. 吸痰是经口、鼻腔、人工气道将呼吸道的分泌物吸出，以保持呼吸道通畅，预防吸入性肺炎、肺不张、窒息等并发症的一种方法。

2. 电动吸引器调节负压成人为 40～53.3kPa，儿童 33～40kPa。

3. 吸痰装置是利用负压吸引原理，连接导管吸出痰液的装置。

4. 胸部叩击法指患者取坐位或是侧卧位，操作者将手固定成背隆掌空状态，即手背隆起，手掌中空，手指弯曲，拇指紧靠示指，有节奏地自下而上、由外向内轻轻叩打。

七、除颤技术

【目的】

治疗异位性快速心律失常，使之转复为窦性心律。

【操作流程】

具体见图 10-7。

操作流程　　　　　　　　　　　　　　　　　　　要点说明

```
评估
患者的病情、意识、脉搏、心电图状态以及是否有
心室颤动或心室扑动
```

⬇

```
告知
先实施操作后告知
```

⬇

```
准备
患者：复苏体位，注意保护患者隐私
仪器、物品：除颤器、呼吸囊、心肺复苏板，除颤
器未到达前，先予胸外心脏按压及呼吸囊辅助呼吸
```

⬇

```
实施
(1) 打开除颤器，分析患者心律，确认是否需要除颤
(2) 擦干患者胸前皮肤，选择"除颤"挡
(3) 电极板涂以专用导电糊，并均匀分布
(4) 选择非同步方式及合适能量
(5) 电极板放置准确，与患者皮肤贴紧
(6) 再次确认患者心律，充电
(7) 放电前环顾患者四周，确定周围人员无直接或间
    接与患者接触，放电
```
➡
```
(1) 成人能量选择：单向波为 360J；双向
    波为 200J。儿童除颤首次为 2 ～ 4J/kg，
    后续至少 4J/kg，最高不超过 10J/kg
(2) 将电极板以 10kg 的力量稍加压，以更
    好贴合皮肤
(3) 如患者安装有起搏器，则电极板应距离
    起搏器 10cm 以上
```

⬇

```
记录
电除颤的时间、方式、能量、效果
患者的神志、生命体征及心电图
患者胸前区有无皮肤烧伤
```

图 10-7　除颤技术操作流程

【评分标准】

具体见表 10-7。

表 10-7　除颤技术评分标准

姓名：　　　　所在科室：　　　　主考老师：　　　　考核日期：

项目		分值	扣分细则	扣分	得分
操作前	操作者仪表	4	着装不规范 未洗手	各 -2	
	操作前评估	4	患者是否存在心脏骤停、室颤等除颤指征。除颤仪性能是否处于安全备用状态	各 -1	
		5	观察患者是否佩戴项链、戒指等金属物，有无安装起搏器	各 -2	
	物品准备	4	除颤器、导电糊或盐水纱布、除颤电极板两块、导联线	各 -1	
操作过程	除颤前	10	再次评估患者心律状态，给患者平卧于硬板床，充分暴露前胸，未除颤时应持续按压	各 -5	
		10	根据医嘱调试，首选非同步的双向波	未调试 -5	
		20	导电糊均匀涂抹于电极板，根据医嘱选择能量，充电	涂抹电极胶方式错误，-5，能量选择错误，-5	
	除颤过程	10	电极板位置：胸骨右缘第2肋间和心尖部，患者为成人，则以10kg力量稍用力按压电极板	电极板位置不正确 -5，电极板与胸壁接触不良 -2	
		15	两手同时按下电极板上放电键，观察心律变化	除颤后未能监测除颤效果 -10，观察不全酌情 -1～5	
	除颤后	5	除颤成功，继续心电监护，清洁患者，安置合适体位，整理床单位，安慰患者，记录	各 -1	
评价	急救意识	4	操作熟练，除颤准确、迅速、急救意识强	各 -2；未评估不得分	
	规范落实	4	用后物品放置符合消毒技术规范	-2	
	关键环节和并发症观察	5	除颤过程，提醒周围人让开、有无出现皮肤灼伤	各 -1 分	
总分		100		累计	

【指导内容】

1. 如患者清醒，安抚患者不要紧张，注意休息。

2. 告知患者如有不适，及时呼叫医护人员。

3. 如患者不清醒，加强监护，予特级护理。

【注意事项】

1. 判断患者病情，评估患者意识、心电图状态以及是否有心室颤动或心室扑动。心室颤动或心室扑动患者摆放为复苏体位，除颤器未到达前先进行胸外心脏按压和人工呼吸。

2. 确定除颤器的类型和操作方法。

3. 根据除颤器的操作指南准备电极板（注意识别成人及儿童用的电极板）。

4. 除颤电极板涂以专用导电糊，并均匀分布于两块电极板上。

5. 选择适当的能量并充电。成人电击除颤，一般双相波用 200J。儿童电击除颤，初始能量为 2 ～ 4J/kg，后续能量至少 4J/kg，但不超过 10J/kg。确认电复律状态为非同步方式。

6. 正确放置电极板。电极板放在患者心尖部和右锁骨下第 2 肋间，即将"STERNVM"电极板放在右锁骨中线下，"APEX"电极板放在患者左腋中线第 5 肋间，适当加压，使电极板与皮肤紧密接触，避免接触衣服或床单。

7. 放电前，再次评估患者心律，确定是否需要电击除颤。然后环顾患者四周，采取安全预防措施，确定无人接触患者以及床单位。

8. 放电后立即继续予心肺复苏术，2min 后再次评估患者心律，判断是否需要再次电击除颤。

9. 复苏成功后，整理患者衣物，观察患者胸前区皮肤有无烧伤，密切观察心电监护，观察并及时记录生命体征变化。

10. 正确记录整个电击除颤过程。

11. 对护理人员进行除颤器类型和使用方法的培训。

【相关理论知识】

电除颤（electric defibrillation）也称心脏电复律，是在短时间内向心脏通以高压强电流，使心肌瞬间同时除极，消除异位性快速心律失常，使之转复为窦性心律的方法。最早用于消除心室颤动，故称电除颤。

第11章 尸体护理

【目的】

1. 护理操作应尊重患者的尊严、文化和宗教信仰。
2. 使尸体清洁，维护良好的尸体外观，易于辨认。
3. 安慰患者家属，减少他们的哀痛。
4. 患者家属的心理（移情）护理。

【操作流程】

具体见图 11-1。

操作流程	要点说明
确定死亡患者身份 (1) 确保由医生证明患者的死亡医嘱 (2) 将患者的死亡正式通知家属 (3) 对着医疗记录检查患者身份证，以证实患者的身份	(1) 富有同情心地给患者的亲属提供生理／心理支持 (2) 鼓励丧亲者尽情宣泄他们的悲伤情绪，认真倾听他们的诉说 (3) 帮助丧亲者以积极的方式面对现实，接受现实，帮助其疏导悲痛，重建生活的信心
进行尸体护理 (1) 洗手、戴口罩、戴手套，备齐用物至床旁，劝家属暂离病室，用屏风遮挡 (2) 将床放平，使尸体仰卧，脱去衣裤，头下垫一枕 (3) 撤除所有治疗用物，拔除所有导管后缝合伤口或用蝶形胶布封闭并包扎 (4) 清洁尸体，用棉花填塞口、鼻、耳、阴道、肛门等孔道，闭合双眼，如有可能，安装义齿 (5) 穿上衣裤，覆盖尸体，系尸体识别卡 (6) 转送尸体至太平间，适当时通知殡仪馆人员 (7) 清洁、消毒、处理床单和用物	(1) 略抬高床头，以防止液体积聚于头面部淤血变色，维持正确的功能体位 (2) 棉花填塞口、鼻、耳、阴道、肛门等孔道以免液体外溢，但棉花勿外露 (3) 如果是传染性患者，按传染病终末消毒处理
记录 (1) 提供死亡注册的信息 (2) 在体温单40～42℃用红钢笔纵向书写死亡时间，停止一切医嘱 (3) 按出院手续办理结账，有关医疗护理文件及床单处理方法同出院患者	(1) 整个护理操作尊重患者尊严、文化和宗教信仰，满足家属的合理要求 (2) 条件允许可建立丧亲者随访制度，从而体现临终关怀工作的价值

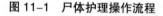

图 11-1 尸体护理操作流程

【评分标准】

具体见表 11-1。

表 11-1　尸体护理评分标准

姓名：　　　　　所在科室：　　　　　主考老师：　　　　　考核日期：

项目		分值	扣分细则	扣分	得分
操作前	评估	10	核对患者诊断、治疗、抢救过程、死亡原因及时间 尸体的清洁程度、有无伤口、引流管等 死者的遗愿、民族及宗教信仰 家属对死亡的态度及合作程度	-4 -2 -2 -2	
	准备	8	护士洗手、戴口罩 用物：备齐用物、填写尸体识别卡 患者：停止一切治疗及护理 环境：安静、肃穆、屏风遮挡	-2 -2 -2 -2	
操作过程	操作	54	携用物至患者床前 劝慰家属，请家属暂时离开 撤去一切治疗用物（如输液管、氧气管等） 摆体位：床放平，尸体仰卧，头下垫一枕头，双手放身体两侧，大单遮盖尸体 清洁面部，整理仪容：洗脸，有义齿代为装上，闭合口眼，口不能闭合者用绷带托起下颌 填塞孔道：用血管钳将棉球塞于口、鼻、耳、阴道、肛门等孔道，棉花未外露 清洁全身：脱去衣裤，擦净全身，更衣梳发，有伤口者更换敷料，有引流管者应拔除后伤口妥善处理 包裹尸体：为死者穿上尸体裤，将一张尸体识别卡别在死者右手腕上，用尸单包裹尸体，用绷带于胸部、腰部、足部固定，将另一张尸体识别卡别在尸体腰前的尸单上，略抬高床头 运送尸体：将尸体移送于平车上，盖大单，送往太平间，置于停尸屉，第三张尸体识别卡放于停尸屉外，适时通知殡仪馆人员 整理患者遗物交予家属 协助患者家属办理死亡出院手续，解释死者注销流程	-2 -4 -4 -6 -6 -6 -6 -6 -6 -4 -4	
操作后	处置	4	床单位规范消毒处理 流动水洗手	-2 -2	
	记录	6	完成各项记录，整理病历	-6	

项目		分值	扣分细则	扣分	得分
操作后	评价	18	操作规范、熟练、节力 尸体整洁，表情安详，位置良好，易于辨认 体现人文关怀 家属知晓告知事项，对服务满意	-6 -4 -4 -4	
总分		100		累计	

【注意事项】

1. 医师开出死亡通知后，护士必须得到家属许可方可进行尸体料理。

2. 护士应尊重死者，严肃认真做好尸体料理工作，并注意对死者家属的心理疏导和支持工作。

3. 传染病患者的尸体应使用消毒液擦洗，并用消毒液浸泡的棉球填塞各孔道，尸体用尸单包裹后装入不透水的袋中，并给予注明传染标识。

4. 必要时用绷带制成四头带托住下颌，使嘴闭紧。

5. 如无家属在场，应有两名医护人员清点死者遗物，列单交护士长妥善保管，以便日后交还家属或所在单位。

【相关理论知识】

1. *丧亲者的护理*　丧亲者即家属，主要指失去父母、配偶、子女者。失去亲人是一个重大的生活事件，在霍姆斯和拉赫的编制的社会再适应评定量表中，按照生活改变单位排列出重大的生活事件，其中丧偶高达100LCU，是最强的应激事件，直接影响丧亲者的身心健康，因此对丧亲者做好护理工作是十分重要的。

2. *丧亲者的心理反应*　根据安格乐理论，可分四个阶段：①震惊于不相信：这是一种防卫机制，将死亡事件暂时拒之门外，让自己有充分的时间加以调整。此期在急性死亡事件中最明显。②觉察：意识到亲人确实死亡，痛苦、空虚、气愤情绪伴随而来，哭泣常是此期的特征。③恢复期：家属带着悲痛的情绪着手处理死者的后事，准备丧礼。④释怀：随着时间的流逝，家属能从悲哀中得以解脱，重新对新生活产生兴趣，将逝者永远怀念。

3. *影响丧亲者调适的因素*　①对死者的依赖程度；②病程的长短；③其他支

持系统；④失去亲人后的生活改变；⑤死者的年龄与家人年龄；⑥家属的文化水平与性格。

4. 丧亲者的护理　①做好尸体护理：体现对死者的尊重，对生者的抚慰；②鼓励家属宣泄感情：死亡是患者痛苦的结束，而丧亲者则是悲哀的高峰，必将影响其身心健康及生活质量，护理人员应认真倾听其诉说，作全面评估，针对不同心理反应阶段制定护理措施；③心理疏导，精神支持：提供有关知识，安慰家属面对现实，使其意识到安排好未来的工作和生活是对死者最好的悼念；④尽力提供指导及建议：如经济问题，家庭组合，社会支持系统等，使丧亲者感受人世间的情谊。

相 关 图 书 推 荐

中 国 科 学 技 术 出 版 社

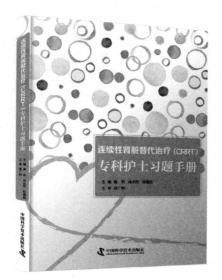

书　　名：连续性肾脏替代治疗（CRRT）
　　　　　专科护士习题手册

开　　本：正 16 开

主　　审：邢广群

主　　编：崔　莉　肖合存　陈建民

连续性肾脏替代治疗（continuous renal replacement therapy，CRRT）又称连续性血液净化治疗。编者结合自身在血液净化专科护理工作中积累的丰富经验及心得体会，并参考多部国内外 CRRT 专科护理著作编撰了本书，以期帮助专科护士巩固相关专业知识，提高在临床实践中的综合分析能力。本书分 18 章，各章开篇均列明学习目标，以教材为基础，根据学习目标设置了思考练习题，主要题型包括名词解释、填空题、单选题、多选题、简答题，章末附有参考答案。

本书所选试题覆盖全面，力求做到培训和考核相结合，可用于临床专科护士的阶段性考核，以加强理论知识的理解与巩固；亦可用于专科护士自学，并进行自我测评，举一反三，掌握重点和难点，形成良好的思维习惯；更可作为带教科室的培训教材和参考资料，根据测评反馈结果，了解专科护士对临床技能的掌握情况，进行有针对性的带教，从而达到学习要求。

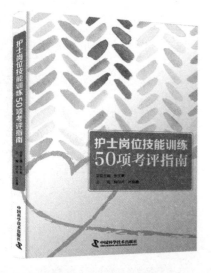

书　　名：护士岗位技能训练 50 项考评指南

开　　本：正 16 开

荣誉主编：张天奉

主　　编：钟印芹　叶美霞

编者结合全国卫生系统护士岗位技能训练和竞赛活动中有关护理技术项目的相关考核要点，对护士岗位 50 项技能训练的相关知识及考核要点进行了全面总结。全书分上、下两篇，上篇为护理技术操作项目训练及考评指导，针对 50 项技能训练项目进行了程序细化，按操作的准确和熟练程度加以评定；下篇为护士岗位技能训练及竞赛活动训练项目试卷，以单选题、填空题、判断题、问答题的形式对护士岗位技能训练的相关知识予以考评。本书内容全面，兼具指导性与可操作性，有利于提高护理专业人员应试水平，非常适合青年护士参考、学习。